PROLOGUE

はじめに

　簿記論の本試験は第一問及び第二問が30分問題、第三問が60分問題となっており、本試験で合格を勝ち取るためには、基本的な会計処理や計算パターンを確実に身に付ける必要があります。個別問題では仕訳力が重要になりますが、総合問題では仕訳力に加えて、集計力なども重要になります。それぞれの対策を行っていくことで、合格を勝ち取ることができます。

　総合計算問題集基礎編は、簿記論に合格するための必要な基礎力を養成するために作成しました。この問題集に収録された問題を繰り返し解答することにより、合格に必要な基礎力が身に付くとともに、総合問題を解答する際に重要になる仕訳力や集計力なども養うことができます。また、第一問及び第二問、第三問それぞれの対策ができるように、30分問題と60分問題が収録されております。

　本書を活用した受験生の皆様が、「合格」という二文字を勝ちとることを心から念願してやみません。

　なお、本書は2024年5月1日現在の施行法令に基づいて作成しております。

資格の大原　税理士講座

JN050484

Subject.1

税理士試験の合格に必要な基礎項目が充実

　本書の問題は、過去の試験傾向を徹底分析することにより、学習の進度に応じた税理士試験の合格に必要な基本項目を中心に出題がされています。また、本試験とほぼ同等の形式となっていますので、総合問題形式ならではの解答手順、解答方法を確立することができます。

　この問題集の学習項目を習得することにより合格に必要な知識をマスターすることができます。

【簿記論　総合計算問題集（基礎編）の例】

本試験同様の総合問題形式

　㈱千代田商事(以下「当社」という。)の下記の資料に基づき解答欄に掲げる決算整理前残高試算表を作成しなさい。（会計期間：X1年4月1日〜X2年3月31日）

（資料1）期首試算表

期　首　試　算　表

X1年4月1日　　　　　　　　　（単位：円）

| 現　　　　　金 | 1,344,000 | 支　払　手　形 | 680,000 |
| 当　座　預　金 | 2,836,000 | 買　　掛　　金 | 1,050,000 |

決算整理前残高試算表

X2年3月31日　　　　　　　　　（単位：円）

借　　　方		貸　　　方	
勘　定　科　目	金　額	勘　定　科　目	金　額
現　　　　　金		支　払　手　形	
当　座　預　金		買　　掛　　金	

答案用紙も本試験と同じ形式
本番同様の練習が可能！

Subject.2

時間・得点を意識した練習が可能

　本書の問題には制限時間が付されていますので、本試験と同様に解答時間を意識した演習を行うことができます。また、模範解答、採点基準及び解説が付されていますので、自己採点により、自己の学習状況を分析し、弱点の把握・強化をすることができます。

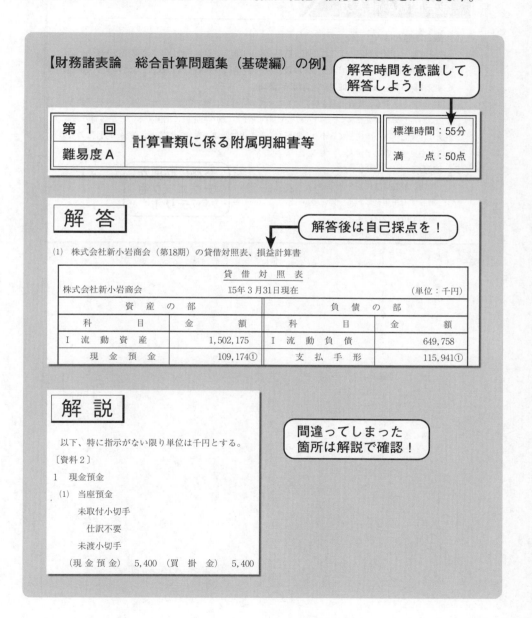

【財務諸表論　総合計算問題集（基礎編）の例】

解答時間を意識して解答しよう！

| 第 1 回 | 計算書類に係る附属明細書等 | 標準時間：55分 |
| 難易度 A | | 満　点：50点 |

解 答

解答後は自己採点を！

(1)　株式会社新小岩商会（第18期）の貸借対照表、損益計算書

貸 借 対 照 表

株式会社新小岩商会		X5年 3 月31日現在			（単位：千円）
資 産 の 部			負 債 の 部		
科　　　目	金　　額		科　　　目	金　　額	
Ⅰ　流 動 資 産	1,502,175		Ⅰ　流 動 負 債	649,758	
現 金 預 金	109,174①		支 払 手 形	115,941①	

解 説

間違ってしまった箇所は解説で確認！

　以下、特に指示がない限り単位は千円とする。

〔資料2〕

1　現金預金

(1)　当座預金

　　　未取付小切手

　　　　仕訳不要

　　　未渡小切手

　　（現 金 預 金）　5,400　（買 掛 金）　5,400

Subject.3

総合問題を解答する際に必要な解き方のテクニックを掲載

【簿記論　総合計算問題集（基礎編）の例】

総合問題の解き方

1．総合問題とは

総合問題とは個別問題のように仕訳、勘定口座への転記、試算表の作成、精算表の作成等、これら手続きの簿記技術を単独で試すのではなく、一つの問題中にいくつか組込むことにより文字どおり簿記技術の総合力を試す問題が総合問題である。

以上のことからも、総合問題を解くにあたっては、仕訳、勘定口座への転記等、個々の手続きの複合であるため、問題構造(どういう順番で、何をするのか)を正確に把握することが必要である。つまり、簿記一巡の手続をしっかりと理解し、その中で問題の資料・解答内容がどの時点でのものなのかを見極めることが大切である。

2．注意点

(1) 問題、解答用紙に目を通す。

(2) 解答する手順をおおまかに決める。

(3) 難しい所は後に回す。

(4) 見直す時間をなるべくとる。

合格に必要な
テクニックも
バッチリ！

Subject.4

総合問題の難易度に応じてランクを明示

　ボリューム、形式、金額の算定方法などを基に難易度Ａランク、Ｂランクを付けています。目標点数の目安は下記の通りになります。

目標点数の目安		
	【30分問題】	【60分問題】
Ａランク	20点～25点	42点～50点
Ｂランク	16点～22点	35点～45点

Point.1

効果的な使用方法

 A・Bランクの利用方法

　難易度によりランク付けをしております。Aランク問題を習得した後に、Bランク問題を習得と順次解答するようにして下さい。

 総合問題の解き方の利用方法

　問題を解答する前に、まずは巻頭ページに総合問題の解き方の掲載をしていますので確認しましょう。

STEP.3 **チェック欄の利用方法**

　ＣＯＮＴＥＮＴＳにおいて問題毎に得点と時間の欄を３つ設けています。問題解答後に解答時間と点数を記入することにより計画的な学習、苦手なジャンル、弱点項目の把握が出来ます。

【簿記論　総合計算問題集（基礎編）の例】

解答日や出来をメモしておこう

問題	難易度時間	出　題　内　容	問題ページ	解答ページ	得点／時間		
					1回	2回	3回
1	A 30分	期中取引の集計による前T/B作成	4	104			
2	A 60分	決算修正による損益勘定、残高勘定作成	8	106			

Point.2

問題の組み合わせの利用方法

　本試験は２時間となりますので30分問題と、60分問題を収録しています。これは30分問題を２題、60分問題を１題選択して本試験と同様に２時間問題として解答して頂くのも非常に有効だからです。問題を色々な組み合わせにして２時間問題として解答しましょう。

Point.3

解答用紙の利用方法

巻末に「解答用紙」がございますので、Ａ４サイズにコピーしてお使いください。「解答用紙（Ａ４サイズ）」は、資格の大原書籍販売サイト 大原ブックストア内の「解答用紙ＤＬサービス」よりダウンロードすることも可能です。

https://www.o-harabook.jp/
資格の大原書籍販売サイト 大原ブックストア

Point.4

資格の大原書籍販売サイト 大原ブックストアをチェック！

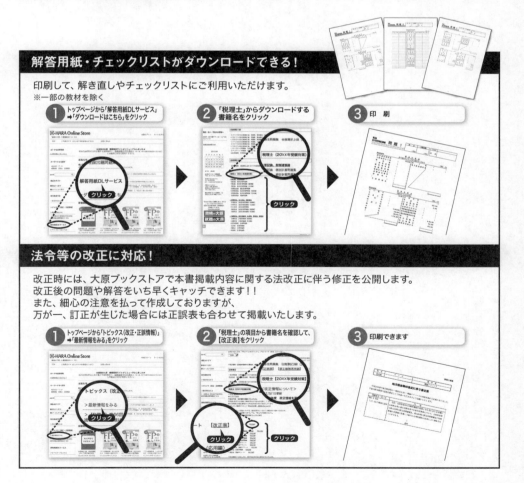

総合問題の解き方

1. 総合問題とは

　総合問題とは個別問題のように仕訳、勘定口座への転記、試算表の作成、精算表の作成等、これら手続きの簿記技術を単独で試すのではなく、一つの問題中にいくつか組込むことにより文字どおり簿記技術の総合力を試す問題が総合問題である。

　以上のことからも、総合問題を解くにあたっては、仕訳、勘定口座への転記等、個々の手続きの複合であるため、問題構造(どういう順番で、何をするのか)を正確に把握することが必要である。つまり、簿記一巡の手続をしっかりと理解し、その中で問題の資料・解答内容がどの時点でのものなのかを見極めることが大切である。

2. 注意点

(1)　問題、解答用紙に目を通す。

(2)　解答する手順をおおまかに決める。

(3)　難しい所は後に回す。

(4)　見直す時間をなるべくとる。

3. 解答方法

　ここで、下記に示す簿記一巡の手続きと照らし合わせて、総合問題の主な出題形式の解答方法を紹介する。

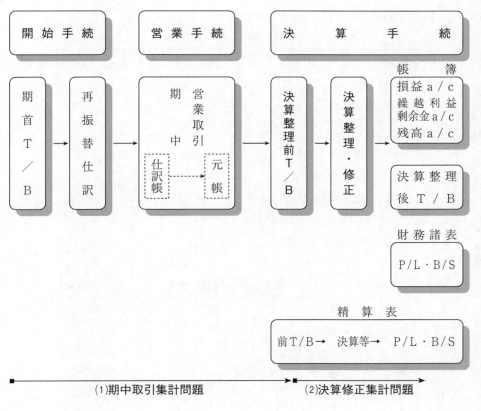

1 期中取引集計問題

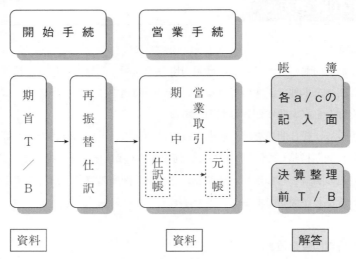

期中取引集計問題は、期首時点での各勘定残高に期中において発生した取引を仕訳に基づき加減していく出題形態であり、最も基本的な総合問題の形態といえる。したがって、個別項目における期中取引の理解も必要だがそれらを迅速に集計するスピードが要求される。

なお、元帳への転記（記入面）または決算整理前合計試算表も解答内容として挙げられるが、ここでは、決算整理前残高試算表の作成方法について確認していく。

例題 下記の資料に基づき、決算整理前残高試算表を作成しなさい。

（資料1） 期首試算表

期 首 試 算 表 （単位：円）

当　　　　座	60	買　掛　金	80
売　掛　金	100		
前 払 営 業 費	10		

（資料2） 期中取引

1．商品260円を掛により仕入れた。

2．商品を300円で掛により売上げた。

3．売掛代金250円を小切手で回収し、直ちに当座口座へ預入れた。

4．買掛代金210円を小切手で振出して支払った。

5．営業費70円を小切手を振出して支払った。

解答欄

決算整理前残高試算表 （単位：円）

当　　　　座	（　　　）	買　掛　金	（　　　）
売　掛　金	（　　　）	売　　　上	（　　　）
仕　　　入	（　　　）		
営　業　費	（　　　）		

決算整理前残高試算表 （単位：円）

当　　　　座	30	買　掛　金	130
売　掛　金	150	売　　　上	300
仕　　　　入	260		
営　業　費	80		

◆解答へのアプローチ◆

主な集計方法として2つの方法を紹介する。

第1法…仕訳を計算用紙等に行い、該当する勘定口座に転記する。

再振（営　業　費）	10	（前払営業費）	10
1．（仕　　　入）	260	（買　掛　金）	260
2．（売　掛　金）	300	（売　　　上）	300
3．（当　　　座）	250	（売　掛　金）	250
4．（買　掛　金）	210	（当　　　座）	210
5．（営　業　費）	70	（当　　　座）	70

転　記

↓

当　座

首	60	4．	210
3．	250	5．	70
		残	30

売掛金

首	100	3．	250
2．	300	残	150

仕　入

1．	260	残	260

営業費

再	10	残	80
5．	70		

買掛金

4．	210	首	80
残	130	1．	260

売　上

残	300	2．	300

（注）　前払営業費勘定は残高がゼロとなり、決算整理前残高試算表作成上必要ないので省略した。

各勘定口座の 残　　×× の金額が期中取引終了後の残高となるため、これを解答欄に移記する。

特徴

1．集計に時間がかかる。

2．集計が正確、ミスが少ない。

アドバイス

　比較的集計に時間がかかるため、難易度の低い仕訳であれば、仕訳を省いて直接資料から勘定記入のみを行う方法もある。いずれも、集計の基となる勘定記入にミスがあると正確な解答は導き出せないので、勘定記入は正確に行うこと。

第2法…直接資料(首T/B)の金額に加減する。

(資料1)　期首試算表

	期 首 試 算 表		(単位：円)

残　30 ← 当　　座　3. +250　4. △210　5. △ 70　60　買　掛　金　1. +260　4. △210　80 → 残　130

残　150 ← 売　　掛　金　2. +300　3. △250　100　売　　上　2. +300　→ 残　300

残　260 ← 仕　　入　1. +260

残　80 ← 営　業　費　再 + 10　5. + 70

　期首残高試算表上の各勘定に加減した後の金額 ［残　　××］ を解答欄に移記する。また、新たに生じた勘定科目(仕入、売上、営業費)は上記のように資料に追加してもよいが、直接解答欄に加減してもよい。

特徴

1. 集計が迅速に行える。

2. 集計に記入漏れ、誤記入が生じやすい。

アドバイス

　集計に誤りが生じやすいため、加減記入を慎重に行う必要がある。そのためには期首残高試算表上に記入スペースをある程度確保しなければならない。また、簡単な仕訳では頭の中で起こすことになるので正確、かつ、迅速な仕訳力が要求される。難易度の高めのものについては、余白に仕訳をメモ書きしておくとよい。

◆解答方法のまとめ◆

(1)　解答方法は第2法で！

　　以上2つの解答方法のうち迅速な集計を行える第2法をすすめる。なぜなら2時間という時間内でボリュームの多い問題に対応できるからである。

(2)　問題に応じて折衷法で！

　　問題によっては2つの方法を使い分けた方がよい場合もある。

　　上記の問題において第2法を用いた場合、当座勘定の集計は比較的取引量が多いため、加減スペースが取りにくく、ミスが生じやすい。そこで部分的に当座勘定につき第1法により集計する。

(3)　集計ミス、漏れ(ケアレスミス)をなくすには？

①　問題の題意を理解する(読み違いをしない)

②　処理が終わった取引には×印等のチェックマークを付す。

③　問題を解くことで、自分のミスするポイントを把握する。

　　以上の点に注意し、とにかく問題に慣れることが重要である。

②決算修正集計問題

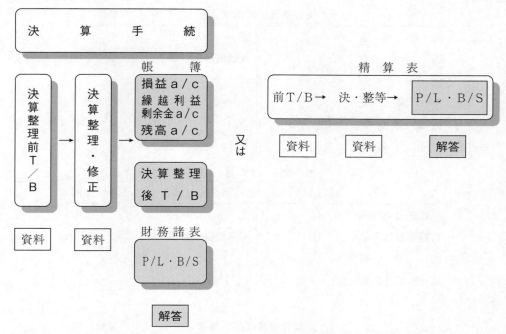

　決算修正集計問題は、決算整理前（期中取引終了後）の各勘定残高に決算整理事項（未処理・修正を含む）を加減していく出題形態であり、修正及び整理手続の処理が問われるため決算整理前残高の算出過程の理解、つまりは決算整理前残高試算表及び修正に関する資料等の読み取りが解答への第一歩となる。

　したがって、決算修正集計問題は単に集計を行い残高を求めるだけではなく、個別項目の一貫した処理及び解答形式の相違に伴う総合的な理解を要求するため、知識の集積、すなわち簿記能力の向上が無くてはその対処は難しい。

| 例　題 | 下記の資料に基づき、決算整理後残高試算表及び損益計算書を作成しなさい。 |

（資料１）　決算整理前残高試算表

残　高　試　算　表
X2年３月31日　　　　　　　（単位：円）

繰 越 商 品	80	売 　 　 上	600
備 　 　 品	200	減価償却累計額	90
仕 　 　 入	500		
営 業 費	70		

（資料２）　決算整理事項

１．期末商品棚卸高　100円

２．減価償却費の計上（旧定額法　耐用年数６年　残存価額１割）

３．経過勘定項目　前払営業費　10円

決算整理後残高試算表　　　　　（単位：円）

繰 越 商 品	（　　　　）	売　　　　上	（　　　　）
備　　　　品	（　　　　）	減価償却累計額	（　　　　）
仕　　　　入	（　　　　）		
営　業　費	（　　　　）		
減 価 償 却 費	（　　　　）		
前 払 営 業 費	（　　　　）		

損　益　計　算　書
自X1年 4 月 1 日至X2年 3 月31日　　　　（単位：円）

期首商品棚卸高	（　　　　）	売　上　高	（　　　　）
当期商品仕入高	（　　　　）	期末商品棚卸高	（　　　　）
営　業　費	（　　　　）		
減 価 償 却 費	（　　　　）		

解　答

決算整理後残高試算表　　　　　（単位：円）

繰 越 商 品	100	売　　　　上	600
備　　　　品	200	減価償却累計額	120
仕　　　　入	480		
営　業　費	60		
減 価 償 却 費	30		
前 払 営 業 費	10		

損　益　計　算　書
自X1年 4 月 1 日至X2年 3 月31日　　　　（単位：円）

期首商品棚卸高	80	売　上　高	600
当期商品仕入高	500	期末商品棚卸高	100
営　業　費	60		
減 価 償 却 費	30		

◆解答へのアプローチ◆

集計方法は期中取引集計問題に準じて行えばよい。

決算整理仕訳：

1．（仕　　　　入）　　80　　（繰 越 商 品）　　80
　　（繰 越 商 品）　 100　　（仕　　　　入）　 100
2．（減 価 償 却 費）　 30※　（減価償却累計額）　 30
　　※　200円×0.9÷ 6 年＝30円
3．（前 払 営 業 費）　 10　　（営　　業　　費）　 10

③決算修正

　決算修正問題では、決算整理事項等に係る資料の読み取りと、その正確な処理が問われる論点であり、その出題パターンは次に掲げるとおりである。

＜決算修正問題パターン＞

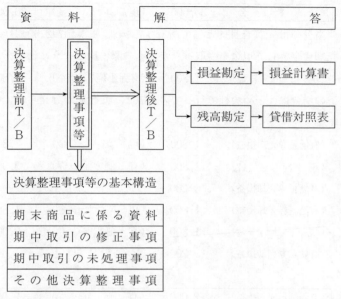

1．期末商品に係る資料

　税理士試験の簿記論の出題は、商品販売業を営む業種がその大半を占めるため、当該企業の営業利益も商品売買活動からもたらされるものがほとんどである。従って、商品売買活動に基づく商品販売益の算定にあたっては、売上原価・商品販売益の算定及び期末商品の評価が重要な要素となるため、決算整理事項の資料においても、一番最初に位置する場合が多い。

2．期中取引の修正事項

　期中に生じた取引について、簿記ではまず仕訳を行い、ついで転記を行うという記帳上のルールが存在するが、その仕訳及び転記に誤りが生じている場合がある。企業会計の目的は、会計期間の利益を確定させるとともに、適正な財務諸表の作成がその目的の第一義となるため、まず決算において、これらの誤りを修正する必要が生じる。

＜資料の与えられ方及び修正の手順＞

　＜具体例１＞　当社では掛売上30,000円について、現金売上として処理を行っていた。

(1)　まず会社で行っていた誤った仕訳を復元する。

　　会社仕訳　　（現　　　　　金）　30,000　（売　　　　　上）　30,000

(2)　上記(1)で行った処理が誤っているため、取消し仕訳として逆仕訳を行う。

　　逆仕訳　　　（売　　　　　上）　30,000　（現　　　　　金）　30,000

(3)　本来の正しい仕訳を行う。

　　正しい仕訳　（売　掛　金）　30,000　（売　　　　　上）　30,000

(4) 上記(2)及び(3)の仕訳をそれぞれ相殺し、修正仕訳を導きだす。

(2) （売　　　　　上）　30,000　（現　　　　　金）　30,000

(3) （売　掛　金）　30,000　（売　　　　　上）　30,000

⇩

修正仕訳　（売　掛　金）　30,000　（現　　　　　金）　30,000

＜具体例２＞　当社では売買を目的として所有する株式(帳簿価額2,000円)を1,800円で売却し、売却代金として現金を受取ったが、その際、次のように仕訳を行っていた。

（現　　　　　金）　1,800　（有価証券売却損益）　1,800

(1) ＜具体例２＞の場合は、予め会社で行っていた誤まった仕訳が与えられているため、次の(2)の手順にうつる。

(2) 逆仕訳　（有価証券売却損益）　1,800　（現　　　　　金）　1,800

(3) 正しい仕訳　（現　　　　　金）　1,800　（有　価　証　券）　2,000

（有価証券売却損益）　　200

(4) (2)の仕訳　（有価証券売却損益）　1,800　（現　　　　　金）　1,800

(3)の仕訳　（現　　　　　金）　1,800　（有　価　証　券）　2,000

（有価証券売却損益）　　200

⇩

修正仕訳　（有価証券売却損益）　2,000　（有　価　証　券）　2,000

上記修正仕訳の後、試算表上の勘定科目及び金額の修正を行うことになる。

３．期中取引の未処理事項

未処理とは、期中に生じた取引について記帳上何ら処理をしていない事項をいう。解答に際しては、会社がその取引について行うべき処理をすればよい。従って修正事項よりは解答しやすい。

＜資料の与えられ方＞

＜具体例＞　当社はA社株式100,000円を小切手を振出し購入したが、何も処理していなかった。

↳（「未処理である」等）

仕訳　（有　価　証　券）　100,000　（当　　　　　座）　100,000

上記仕訳の後、試算表上の勘定科目及び金額の修正を行うことになる。

４．その他決算整理事項

適正な期間損益計算を行うために、決算日に処理・整理される事項をいい、具体的には減価償却、貸倒引当金の設定、費用・収益の見越・繰延等があげられる。

＜結論＞

総合問題の解答に際しての第一の着眼点は、各々の資料がどういった処理をさせたいのかを考える必要がある。特に期中取引に関する資料が与えられた場合、それが修正事項なのかあるいは未処理事項なのかを見極めるようにすれば良い。難易度の高い修正事項については、一旦後回しにして、比較的解答のしやすいその他の決算整理事項や未処理事項から解答するように心がけることが高得点獲得の秘訣である。

◆解答方法のまとめ◆

(1)　解答は手際よく！

　　総合問題を解く際には、先に紹介した第2法により試算表への集計等を行った方がよい。しかし、決算整理（期中未処理、修正等）取引は比較的難易度が高いので仕訳をし、慎重に解答すること。ただし、時間切れにならないように難易度の低いものから手際よく解答することが大切である。

(2)　何を解答するのか？

　　解答内容は、決算整理後残高試算表、精算表、損益・残高勘定、P／L・B／Sと問題によって様々である。したがって、最初に何を解答するのかを問題中の資料及び解答用紙から読み取ることが重要である。

　　また、勘定科目や金額の表し方（仕訳上の科目と表示上の科目等）に注意してほしい。

(3)　「仕訳はできるが、総合問題が解けない！」という方へ…

　　総合問題は個々の取引の集合体と考えがちだが、あくまでも総合力、つまりは「簿記一巡の手続の理解を試す問題そのものである」という意識をもって仕訳問題だけでなく、総合問題そのものを解いてほしい。

　　また、機械的ではなく、資料や解答する内容がどの時点でのものなのかということを考えながら、総合問題に慣れていく必要がある。

CONTENTS

もくじ

問題編

●簿記論 総合計算問題集（基礎編）※※※※※※※※※※

問　　題　　　　1

　㈱千代田商事(以下「当社」という。)の下記の資料に基づき解答欄に掲げる決算整理前残高試算表を作成しなさい。(会計期間：X1年4月1日〜X2年3月31日)

(資料1) 期首試算表

期　首　試　算　表

X1年4月1日　　　　　　　　　(単位：円)

現　　　　　金	1,344,000	支 払 手 形	680,000
当 座 預 金	2,836,000	買　掛　金	1,050,000
受 取 手 形	1,500,000	未 払 営 業 費	18,000
売　掛　金	2,000,000	借　入　金	3,000,000
繰 越 商 品	320,000	建物減価償却累計額	6,480,000
前 払 営 業 費	30,000	備品減価償却累計額	3,000,000
建　　　　物	12,000,000	資　本　金	8,600,000
備　　　　品	7,500,000	資 本 準 備 金	1,500,000
		利 益 準 備 金	600,000
		繰越利益剰余金	2,602,000
	27,530,000		27,530,000

(資料2) 期中取引

1．当社は九段下商事㈱へ商品500,000円を売渡し、代金として次のものを受取った。

　　　通　貨　150,000円　　　九段下商事㈱振出の小切手　350,000円

2．期中に現金の調査を行ったところ、現金が22,000円不足していることが判明した。

3．当社は大手商事㈱より商品400,000円を仕入れ、代金として次のとおり支払った。

　　　当社振出の約束手形　180,000円

　　　当社振出の小切手　220,000円

4．2．の現金過不足について調査した結果、タクシー代及び消耗品代金の支払21,000円(営業費勘定使用)が判明し、残額については調査中である。

5．神保町商事㈱の株式を、1株につき112,500円で10株を現金で取得した。なお、当該株式は売買目的として取得したものである。

6．5．の神保町商事㈱の株式5株を1株あたり120,000円で売却し、代金は翌期の5月末日の受取りとなった。

7．当社の所有している備品について次の条件により買換えた。

  (1)　旧　備　品：取得原価　5,000,000円　　　期首減価償却累計額　2,000,000円

  (2)　新　備　品：取得原価　8,000,000円

  (3)　買　換　日：9月16日（新備品は10月1日より事業の用に供している。）

  (4)　支払条件：小切手振出　2,500,000円　　　翌期払い　3,250,000円

                残額については旧備品の下取代金と相殺した。

                なお、旧備品について減価償却費500,000円を計上する。

8．その他の期中取引（1.～7.以外の取引とする。）

  (1)　売上取引：売掛金　4,400,000円　　　当座預金　3,200,000円　　　受取手形　2,250,000円

  (2)　仕入取引：買掛金　4,280,000円　　　当座預金　2,550,000円　　　支払手形　1,300,000円

  (3)　営業費の支払：現　金　280,000円　　　当座預金　215,000円

  (4)　借入金に係る利息の支払：当座預金　120,000円

  (5)　当座預金による債権債務の決済状況

     売掛金　4,000,000円　　　受取手形　2,000,000円　　　買掛金　3,050,000円

     支払手形　1,280,000円

●簿記論 総合計算問題集（基礎編）※※※※※※※※※※※

問　　題　　2

問　題　2

　北斗商事㈱(以下「当社」という。)の以下に掲げる資料に基づき、下記の各設問に答えなさい(会計期間：X3年4月1日～X4年3月31日)。なお、資料より判明する事項以外、考慮する必要はない。

設問1．(資料2)のうち、答案用紙に示す番号の取引について決算に必要な仕訳を示しなさい。なお、仕訳の必要がないものについては答案用紙の借方欄に「仕訳不要」と明記すること。

設問2．答案用紙に示す当期の損益勘定及び残高勘定を作成しなさい。

(資料1) 決算整理前残高試算表

決算整理前残高試算表
X4年3月31日
(単位：千円)

現　金　預　金	1,263,580	支　払　手　形	595,000
受　取　手　形	1,700,000	買　　掛　　金	1,235,100
売　　掛　　金	2,613,200	未　　払　　金	400,000
有　価　証　券	132,960	貸　倒　引　当　金	76,000
繰　越　商　品	1,630,200	減価償却累計額	2,650,000
仮　払　法　人　税　等	350,000	資　　本　　金	(各自推算)
建　　　　　物	(各自推算)	資　本　準　備　金	700,000
備　　　　　品	1,100,000	利　益　準　備　金	1,231,000
車　　　　　両	1,500,000	繰越利益剰余金	304,720
土　　　　　地	4,000,000	売　　　　　上	15,303,400
関　係　会　社　株　式	920,000	受　取　配　当　金	210,000
仕　　　　　入	11,068,200		
販　　売　　費	1,551,281		
一　般　管　理　費	512,059		
貸　倒　損　失	62,300		
支　払　手　数　料	1,440		
備　品　売　却　損	300,000		
(各自推算)		(各自推算)	

(資料2) 決算整理事項等

1．期末商品

(1) 期末帳簿棚卸高に関する資料

　① 帳簿数量：甲商品は640千個、乙商品は590千個である。

　② 帳簿価額：1個当たりの帳簿価額は甲商品が1,600円、乙商品が1,260円である。

(2) 期末実地棚卸高に関する資料

　① 実地数量：甲商品が600千個、乙商品が565千個である。

　② 正味売却価額：甲商品、乙商品ともに収益性が低下した事実はない。

2．現金預金

　　南西銀行から送付されたX4年3月31日現在の当座預金口座残高証明書の金額は1,025,500千円であったが、帳簿残高との差額として次の事項が判明した。

　　なお、現金の実査を行ったところ、実際有高と帳簿残高は一致していた。

(1)　買掛代金の支払いとして振出した小切手7,500千円が未だ銀行に呈示されていない。

(2)　一般管理費16,400千円が当座預金口座から自動引落としされていたが、当社に未通知であった。

(3)　決算日に得意先から掛代金の回収として受取った小切手18,000千円について、当座預金口座へ預入れ記帳を行い銀行の夜間金庫に預入れをしていたが、銀行では翌日入金として処理されていた。

(4)　期末までに小切手の振出し処理をしていたが、相手先に未渡しの小切手19,200千円（買掛金12,000千円及び一般管理費7,200千円）がある。

(5)　銀行に取立依頼していた手形が満期日に無事決済されていたが、当社では未処理である。（下記3．参照）

(6)　当期中に当座預金口座に入金された掛代金のうち8,400千円について、当社では4,800千円で貸借反対に仕訳を行っていた。

3．受取手形

　　受取手形勘定の金額には次のものが含まれている。なお、満期日の到来した手形は、無事決済されている。

種　　　　　類	振 出 人 名	宛 人	金　　　額	満　期　日
約束手形（＃10）	㈱桂 商 事	北斗商事㈱	300,000千円	X4年2月22日

4．有価証券

　　決算整理前残高試算表の有価証券勘定及び関係会社株式勘定は以下のとおりである。

銘　柄	保 有 目 的	帳 簿 価 額	期 末 時 価	備　　　考
A社株式	売買目的有価証券	132,960千円	1株1,092円	（注）
B社株式	子 会 社 株 式	920,000千円	889,000千円	――

（注）　当期3月20日に、120千株を1株当たり1,108円で初めて取得し、手数料1,440千円とともに小切手を振出し、下記の仕訳を行っている。

（単位：千円）

　　（有 価 証 券）　132,960　　（現 金 預 金）　134,400

　　（支 払 手 数 料）　　1,440

5．固定資産

(1)　当社は、当期9月30日に備品の買換えを行った。下取備品の取得原価は400,000千円(期首帳簿価額75,000千円)であり、新たに取得した備品の購入代価は500,000千円であった。当該新備品の下取価額控除後の購入代金400,000千円は後日支払うこととし、下記の仕訳を行っている。なお、未払金は決算日現在未決済である。

（単位：千円）

（備　　　品）	500,000	（備　　　品）	400,000
（備品売却損）	300,000	（未　払　金）	400,000

(2)　減価償却に関する事項

減価償却の計算上千円未満の端数が生じた場合は切捨てること。なお、過年度の償却は適正に行われている。

種　　類	償却方法	償　却　率	期首減価償却累計額
建　　物	定　額　法	年0.025	1,575,000千円(注1)
備　　品	定　額　法	年0.250	700,000千円(注2)
車　　両	定　額　法	年0.250	375,000千円(注3)

(注1)　前期末までの事業供用期間は14年であり、減価償却については取得原価の10％を残存価額とする。

(注2)　減価償却については残存価額をゼロとする。なお、買換えにより新たに取得した備品は翌日より事業の用に供しており、旧備品と同様に減価償却計算を行う。

(注3)　車両はX2年4月より事業の用に供しており、減価償却については残存価額をゼロとする。

6．貸倒損失及び貸倒引当金

(1)　決算整理前残高試算表の貸倒損失勘定は、期中において、前期発生売掛金42,000千円と当期発生売掛金20,300千円が貸倒れとなった際に計上したものである。当期においてこれ以外に貸倒れの事実はない。

(2)　期末における受取手形及び売掛金の残高に対して、過去の貸倒実績に基づき差額補充法により2％の貸倒引当金を設定する。(債権は以前より一般債権のみである。)

7．法人税等

当期の確定年税額は665,000千円である。

●簿記論 総合計算問題集（基礎編）※※※※※※※※※※※

問　題　　3

問　題　3

　㈱岩槻商事（以下「当社」という。）の下記に示す資料に基づき、答案用紙に示す精算表を完成させなさい。当期はX2年4月1日からX3年3月31日までである。

（資料1）決算整理事項等

1．期末商品棚卸高

　　　帳簿棚卸原価　225,000円　　　実地棚卸原価　202,500円

　　なお、帳簿棚卸原価と実地棚卸原価の差額は減耗によるものである。

2．決算日において現金の実査を行ったところ、通貨276,000円があった。現金帳簿残高との差額の原因を調査したところ、買掛金10,000円の決済につき現金で支払っていたが、これを小切手の振出として処理していたことが判明した。しかし、残りの5,000円については原因が不明であるため雑損失または雑収入として処理すること。

3．残高試算表の投資有価証券は、すべて当期首に城町商事㈱発行の社債（額面総額300,000円）を発行と同時に小切手を振出し購入したものである（クーポン利率年6％、実効利子率年8.3％、利払日9月及び3月の各末日、償還期限5年）。当社ではその社債を満期日まで保有するつもりであり、額面総額と取得価額との差額はすべて金利の調整部分（金利調整差額）であるため、利息法による償却原価法で処理をしているが、3月末日の利払日に関する処理を失念している（当座預金勘定使用）。

4．当社は当期7月31日に備品の買換えを行い、備品（取得価額200,000円、期首減価償却累計額154,167円）を下取りに供し、定価270,000円の新備品を取得した。備品の下取価額は120,000円であり、残額のうち50,000円は小切手を振出し、残りは掛（翌期支払予定）とした。その際、下取りに供した備品の売却時価は、100,000円が相場で、20,000円高く下取りが行われたのは販売促進のための値引きであった。なお、新備品は買換日の翌日の8月1日から事業の用に供しているが、この取引のすべてが未処理である。また、これ以外の備品は当期首に購入したものである。なお、備品の償却方法は定額法、残存価額はゼロ、償却率は年0.25として減価償却を行う。

5．建物は耐用年数30年、残存価額は取得原価の1割で、定額法により減価償却を行う。

6．当社は乙商店に対する買掛金25,000円の支払いとして甲商店から受け取った手形を裏書譲渡した際に下記の仕訳を行った。なお、保証債務については考慮する必要はない。

　　　期中処理：（買　　掛　　金）　25,000　　　（支　払　手　形）　25,000

7．受取手形のうち50,000円は貸倒懸念債権であり、財務内容評価法により担保の処分見込額10,000円を控除した残額に対して50％を貸倒引当金として設定する。なお、それ以外の受取手形及び売掛金期末残高は一般債権であるため、貸倒実績率2％により差額補充法で貸倒引当金を設定する。また、残高試算表の貸倒引当金は全額一般債権に対して設定したものである。

8．販売費の見越　6,750円　　　販売費の繰延　1,900円

（資料2）注意事項

1．日数計算はすべて月割とすること。

2．精算表の記入にあたっては、合計額で記入すること。

3．金額は故意に小さくしてある。

4．計算の結果、円未満の端数が生じた場合は四捨五入すること。

5．売上原価の算定は「仕入」の行で計算を行う。

6．資料より判明する事項以外、考慮する必要はない。

問　題　　4

問 題 4

㈱丸富(以下、「当社」という。)の次に示す(資料３)損益勘定及び残高勘定の①〜⑱に記入すべき科目又は金額を答えなさい。当期の会計期間は、X1年４月１日からX2年３月31日までである。なお、税効果会計については指示のあるもののみ考慮し、法定実効税率は40％とする。

(資料１) 決算整理前残高試算表

決算整理前残高試算表
X2年３月31日　　　　　　　　　　　(単位：千円)

現　　　　　金	150	支 払 手 形	7,260
当 座 預 金	32,103	買 掛 金	39,325
受 取 手 形	22,000	仮 受 消 費 税 等	25,830
売 掛 金	31,350	借 入 金	49,400
繰 越 商 品	20,000	貸 倒 引 当 金	812
仮 払 消 費 税 等	20,584	資 本 金	54,000
仮 払 法 人 税 等	2,000	利 益 準 備 金	3,000
建　　　　　物	64,000	繰 越 利 益 剰 余 金	3,465
備　　　　　品	1,500	売　　　　　上	258,300
車　　　　　両	2,100		
繰 延 税 金 資 産	800		
仕　　　　　入	205,840		
給 料 手 当	32,000		
そ の 他 営 業 費	3,995		
支 払 地 代	1,920		
支 払 利 息	1,050		
	441,392		441,392

(資料２) 決算整理事項等

１．現金に関する事項

決算において下記の支払いに関する処理が未処理であることが判明したため、必要な修正を行うこと。

消耗品購入高55千円(税込み)

その他雑費33千円(税込み)

なお、現金期末実際有高は52千円であり、現金の帳簿残高と実際有高の差異のうち、原因不明分は雑損失または雑収入として処理すること。また、消耗品期末未使用高は40千円である。

2．商品に関する事項

　　当社は、外部より商品を仕入れ毎期一定の価格で販売している。

　(1)　決算において下記の未処理事項の処理を行うこと。なお、商品有高帳への処理は適正に行われている。

　　　　手形売上7,040千円(税込み)　決算日現在、当該手形は未決済である。

　(2)　期末帳簿棚卸高(原価)：18,720千円　　　　期末実地棚卸高(原価)：18,400千円

　　　(注1)　期末帳簿棚卸高と期末実地棚卸高の差額は減耗によるものであり、棚卸減耗損については、売上原価の内訳(仕入勘定に含める)として処理を行う。

　　　(注2)　荷崩れが発生し、損傷した商品2,400千円(原価)が期末実地棚卸高に含まれている。当該商品の処分可能価額は1,650千円と見積もられた。

3．固定資産に関する事項

　(1)　X1年11月12日において旧車両(取得価額6,300千円)を下取りに出し新車両6,600千円(税込み)を購入し翌日より事業の用に供した。購入価額から旧車両の下取価額605千円(税込み)を差し引いた5,995千円は、翌期に支払うこととした。なお、当社は、買換えに関する一連の処理を失念しているため、決算において必要な修正を行うこととした。

　(2)　決算整理前残高試算表の有形固定資産

	取 得 価 額	期首帳簿価額	残存価額	償却方法	耐用年数
建　物	100,000千円	64,000千円	10％	定額法	50年
備　品	6,000千円	1,500千円	0 円	定額法	8年
車　両	6,300千円	2,100千円	0 円	定額法	6年

　　　なお、新車両の減価償却については、旧車両と同様に取扱うこと。

4．賞与引当金に関する事項

　　当社は、従業員賞与を6月と12月の年2回支給している。支給対象期間は、それぞれ12月から5月、6月から11月である。翌期6月の支給予定額は3,750千円であり、当期負担額を引当計上する。なお、税効果会計を適用する。

5．貸倒れ及び貸倒引当金に関する事項

　(1)　期中において当期発生売掛金770千円(税込み)が貸倒れたが処理を失念している。

　(2)　当期末受取手形、売掛金残高に対して2％の貸倒引当金を差額補充法により設定する。

6．経過勘定に関する事項

　　地代については、以前より毎期一定額を毎年12月1日に1年間分を前払いしている。決算において翌期対応分を繰延べる。

7．税金に関する事項

　(1)　期末において仮払消費税等と仮受消費税等を相殺し未払消費税等を計上する。

　(2)　法人税等の確定年税額は、3,600千円である。期末において法人税等を計上する。

（解答留意事項）

1. 消費税及び地方消費税（以下「消費税等」という。）については、税抜処理を採用している。資料中（税込み）とある取引は、消費税等10％を考慮して処理すること。

2. 計算の途中で千円未満の端数が生じた場合には、四捨五入をする。

3. あん分計算を行う場合は、月割計算を行い1ヶ月未満の端数は1ヶ月として計算を行う。

4. 資料より判明する事項以外、考慮する必要はない。

（資料3）損益勘定及び残高勘定

（日付省略）	損		益	（単位：千円）
仕　　　入	（　①　）	売　　　上	（　⑩　）	
商 品 評 価 損	（　　　）	法人税等調整額	（　　　）	
給 料 手 当	32,000			
賞与引当金繰入	（　②　）			
貸 倒 損 失	（　　　）			
減 価 償 却 費	（　　　）			
貸倒引当金繰入	（　③　）			
その他営業費	（　④　）			
支 払 地 代	（　⑤　）			
支 払 利 息	1,050			
雑 損 失	（　⑥　）			
車 両 売 却 損	（　⑦　）			
法 人 税 等	（　　　）			
（　⑧　）	（　⑨　）			
	（　　　）		（　　　）	

（日付省略）	残		高	（単位：千円）
現　　　金	（　　　）	支 払 手 形	（　　　）	
当 座 預 金	32,103	買 掛 金	39,325	
受 取 手 形	（　　　）	未払消費税等	（　⑯　）	
売 掛 金	（　　　）	未払法人税等	（　⑰　）	
繰 越 商 品	（　⑪　）	未 払 金	（　⑱　）	
消 耗 品	（　　　）	貸倒引当金	（　　　）	
前 払 地 代	（　　　）	賞与引当金	（　　　）	
建　　　物	（　⑫　）	借 入 金	49,400	
備　　　品	（　⑬　）	資 本 金	54,000	
車　　　両	（　⑭　）	利 益 準 備 金	3,000	
繰延税金資産	（　⑮　）	繰越利益剰余金	10,231	
	（　　　）		（　　　）	

-18-

問　題　　5

天津株式会社(以下「当社」という。)の当期(X2年4月1日～X3年3月31日)における資料は以下のとおりである。これらの資料に基づいて、空欄(①)から(⑳)の金額を求めなさい。

(資料1) 期首試算表

期　首　試　算　表

X2年4月1日　　　　　　　　　　(単位：千円)

現　金　預　金	16,700	支　払　手　形	14,440
受　取　手　形	(①)	買　　掛　　金	(③)
売　　掛　　金	35,000	未払販売管理費	400
繰　越　商　品	31,920	未払法人税等	(④)
前払販売管理費	(②)	前　受　利　息	(⑤)
貸　　付　　金	7,000	保　証　債　務	140
建　　　　　物	55,000	貸　倒　引　当　金	1,060
備　　　　　品	16,000	減価償却累計額	42,638
土　　　　　地	30,000	資　　本　　金	86,000
		資　本　準　備　金	7,600
		利　益　準　備　金	4,300
		別　途　積　立　金	5,100
		繰越利益剰余金	(⑥)
	(各自推算)		(各自推算)

(資料2) 期中取引及び決算整理に関する事項

1．商品売買

(1) 当社は商品売買取引について、すべて掛により行っている。

(2) 買掛金の決済のため、小切手162,640千円及び約束手形80,560千円を振出した。なお、これ以外に当期取得した約束手形の裏書による買掛金の決済を3,800千円行っている。

(3) 支払手形78,280千円の決済が当座預金口座よりされた。

(4) 売掛金の決済として、当座預金口座に208,600千円が入金され、得意先振出の約束手形108,000千円を受取った。

(5) 受取手形の決済として、当座預金口座に84,000千円が入金された。なお、これ以外に当期に取得した約束手形16,200千円の割引を行い、当座預金口座に16,065千円が入金された。

2．剰余金

　　株主総会において、剰余金の配当等が以下のように決議された。なお、配当金については当座預
　金口座より支払いが行われている。

　　　　利益準備金　会社計算規則に規定する額

　　　　配　当　金　　　　8,600千円

　　　　別途積立金　（各自推算)千円

3．販売管理費

　　当期における販売管理費の支払額は48,700千円である。

4．貸付金

　　X1年7月1日に7,000千円を貸付けたものである（返済期日は翌期以降である)。なお、利息は毎
　年7月1日に1年分を前受けする約定であり、決算整理後残高試算表の受取利息は、すべて当該貸
　付金に係るものである。

5．固定資産

　　期中に備品の一部を売却し、売却代金1,300千円は当座預金口座に入金された。

6．貸倒引当金

　　当社の保有する債権は従来よりすべて一般債権であり、貸倒引当金を貸倒実績率法により、受取
　手形及び売掛金の期末残高に対して設定している。なお、前期の貸倒実績率は2％、当期の貸倒実
　績率は1.5％である。また、当期において貸倒れた手形は存在しない。

7．法人税等

　　当期における法人税等の納付額は9,100千円である。

（資料3）決算整理前残高試算表

決算整理前残高試算表

X3年3月31日　　　　　　　　（単位：千円）

現　金　預　金	（　⑦　）	支　払　手　形	（　⑪　）
受　取　手　形	（　⑧　）	買　掛　金	27,360
売　掛　金	36,000	保　証　債　務	172
繰　越　商　品	31,920	貸　倒　引　当　金	460
仮払法人税等	（　⑨　）	減価償却累計額	36,884
貸　付　金	7,000	資　本　金	86,000
建　物	55,000	資　本　準　備　金	7,600
備　品	9,000	利　益　準　備　金	（　⑫　）
土　地	30,000	別　途　積　立　金	7,500
仕　入	247,760	繰越利益剰余金	5,020
販　売　管　理　費	48,550	売　上	（　⑬　）
貸　倒　損　失	1,800	受　取　利　息	（　⑭　）
減　価　償　却　費	104	保証債務取崩益	368
手　形　売　却　損	（　⑩　）	備　品　売　却　益	（　⑮　）
	（各自推算）		（各自推算）

（資料４）決算整理後残高試算表

決算整理後残高試算表
X3年３月31日 （単位：千円）

現 金 預 金	（ ⑦ ）	支 払 手 形	（ ⑪ ）
受 取 手 形	（ ⑧ ）	買 掛 金	27,360
売 掛 金	36,000	未 払 販 売 管 理 費	430
繰 越 商 品	35,264	未 払 法 人 税 等	4,700
前 払 販 売 管 理 費	（ ⑯ ）	前 受 利 息	（ ⑤ ）
貸 付 金	7,000	保 証 債 務	172
建 物	55,000	貸 倒 引 当 金	（ ⑲ ）
備 品	9,000	減 価 償 却 累 計 額	（ ⑳ ）
土 地	30,000	資 本 金	86,000
仕 入	（ ⑰ ）	資 本 準 備 金	7,600
販 売 管 理 費	48,800	利 益 準 備 金	（ ⑫ ）
棚 卸 減 耗 損	1,216	別 途 積 立 金	7,500
貸 倒 損 失	1,800	繰 越 利 益 剰 余 金	5,020
貸 倒 引 当 金 繰 入	（ ⑱ ）	売 上	（ ⑬ ）
減 価 償 却 費	2,043	受 取 利 息	448
手 形 売 却 損	（ ⑩ ）	保 証 債 務 取 崩 益	368
法 人 税 等	9,200	備 品 売 却 益	（ ⑮ ）
	（各自推算）		（各自推算）

（資料５）解答留意事項

１．按分計算が必要な場合には月割計算により行うこと。

２．期中取引に関する金額は総額で示してある。

３．期中取引及び決算整理はすべて適正に処理されており、資料から判明する事項以外、考慮する必要はない。

問 題 6

問 題 6

㈱羽田商事(以下「当社」という。)の次の(資料1)及び(資料2)に基づき、決算整理後残高試算表を作成しなさい。なお、按分計算が必要な場合には、月割計算によること。

(会計期間：X1年4月1日〜X2年3月31日)

(資料1) 決算整理前残高試算表

決算整理前残高試算表
X2年3月31日　　　　　(単位：円)

借方	金額	貸方	金額
現　　　　　金	200,000	支 払 手 形	511,100
当 座 預 金	1,075,000	買 　掛 　金	597,100
受 取 手 形	649,100	仮 受 消 費 税 等	750,000
売 　掛 　金	728,400	貸 倒 引 当 金	21,000
繰 越 商 品	621,000	退職給付引当金	200,000
仮 　払 　金	525,200	建物減価償却累計額	450,000
仮 払 法 人 税 等	31,000	車両減価償却累計額	320,000
仮 払 消 費 税 等	654,000	備品減価償却累計額	175,000
建 　　　　物	2,500,000	資 　本 　金	4,000,000
車 　　　　両	400,000	資 本 準 備 金	700,000
備 　　　　品	400,000	利 益 準 備 金	430,000
土 　　　　地	1,374,500	繰越利益剰余金	734,276
投 資 有 価 証 券	287,000	売 　　　　上	7,500,000
繰 延 税 金 資 産	112,000	有 価 証 券 利 息	2,000
仕 　　　　入	6,137,000		
販 　売 　費	558,064		
一 般 管 理 費	102,212		
貸 倒 損 失	36,000		
	16,390,476		16,390,476

(資料2) 決算整理事項等

1. 商品売買に関する事項

期末帳簿棚卸高　　(各自推算)円

期末実地棚卸高　　751,500円

(1) 期末帳簿棚卸高と期末実地棚卸高の差額は減耗によるものである。

(2) 原価率は80％で従来より一定である。

2．現金預金に関する事項

(1) 当社は、当期3月末日において、販売費109,200円及び一般管理費72,800円を現金で支払ったが、未処理である。なお、現金について過不足は生じていない。

(2) 決算日において銀行残高証明書と当社の当座預金出納帳の帳簿残高が不一致であったため、差異原因を調査したところ、以下の事実が判明した。

① 買掛金36,000円の支払いのために振出した小切手が当期末現在、当社の手許にあった。

② 販売費25,000円の支払いのために振出した小切手が当期末現在、未取付の状態であった。

③ 一般管理費18,000円の支払いを行ったが、1,800円の支払いとして帳簿記帳していた。

④ 銀行の営業時間外に現金50,000円を預け入れた。

3．売上債権に関する事項

(1) 当社は、得意先永井商会から売掛金72,000円の回収として、永井商会振出の約束手形を受取ったが未処理である。

(2) 以前より所有している田中商事振出当社受取りの約束手形60,000円が不渡りとなったため、破産更生債権等勘定へ振替る。

4．退職給付引当金に関する事項

当社は期首において行うべき退職給付費用の計上に係る処理を失念しているため、以下の資料により適正に処理すること。なお、期中の年金基金への掛金拠出及び一時金支払額は仮払金で処理している。また、退職給付引当金については税効果会計を適用する。

(単位：円)

期　首	退職給付債務	300,000
	年金資産(公正な評価額)	100,000
	退職給付引当金	200,000
期　中	勤務費用	22,500
	年金掛金拠出額	8,200
	一時金支払額	2,000
	年金基金からの年金給付額	1,500
期　末	退職給付債務	350,000
	年金資産(公正な評価額)	89,000

割引率　2％

長期期待運用収益率　3.5％

(注1) 期末における退職給付債務と年金資産の見込額はそれぞれ325,000円と110,200円である。

(注2) 数理計算上の差異の償却は発生年度より10年で定額法により行う。

5．賞与引当金に関する事項

当社の支給対象期間は毎年6月から11月、12月から5月である。翌期の6月に150,000円の賞与支給を見込んでおり、当期に帰属する額を賞与引当金として計上する。なお、賞与引当金については税効果会計を適用する。

6．有価証券に関する事項

当期末において当社が保有している有価証券は以下のとおりである。

（単位：円）

銘　柄	取 得 原 価	当期末時価	保 有 目 的
甲社株式	190,000	220,000	その他有価証券
乙社社債	97,000	97,500	その他有価証券

(1)　その他有価証券については、全部純資産直入法により処理し、評価差額については税効果会計を適用する。

(2)　乙社社債は当期首に取得した額面金額100,000円、5年満期のものである。なお、額面金額と取得原価との差額は金利の調整と認められるため、償却原価法（定額法）を適用する。また、利払日は年2回（9月末日及び3月末日）であり、約定利率は年2％である。

7．固定資産に関する事項

決算整理前残高試算表に計上されている固定資産（土地を除く）は下記の通りである。

（単位：円）

勘定科目	取得原価	耐用年数（償却率）	償却方法	備　考
建　　物	2,500,000	50年	定額法	
車　　両	400,000	5年	定額法	（注）
備　　品	400,000	8年（0.250）	定率法	

（注）　当期6月30日に旧車両を45,000円で下取りに出し、新車両500,000円を購入した。当社は新車両の取得原価と旧車両の下取価額との差額を仮払金として処理している。新車両については翌日より事業の用に供している。

(1)　建物の残存価額は取得原価の10％、車両と備品の残存価額はゼロとする。

(2)　新車両の減価償却は旧車両と同様に行う。

(3)　当期首において下記のリース契約を締結（所有権移転外ファイナンス・リース取引に該当）したが、当期のリース料支払額を仮払金として処理したのみである。

①　リース期間　5年

②　リース資産の経済的耐用年数　6年

③　リース料総額　300,000円（年額60,000円、毎年3月31日に後払い）

④　見積現金購入価額　280,000円

⑤　追加借入利子率　年3％（期間5年の年金現価係数は4.580）

⑥　減価償却方法　定額法

8．貸倒引当金に関する事項

(1)　一般債権については、貸倒実績率2％で貸倒引当金を設定し、差額補充法により処理する（決算整理前残高試算表の貸倒引当金は全額一般債権に対するものである。）。また、破産更生債権等については債権金額の100％の貸倒引当金を設定する。なお、破産更生債権等の税務上の貸倒引当金設定額は債権金額の50％であるため、貸倒引当金繰入限度超過額については税効果会計を適用する。

(2) 貸倒損失勘定のうち12,000円は前期発生売掛金(一般債権)の当期回収不能額であり、残額は当期発生売掛金の当期回収不能額である。

9. 損益の見越に関する事項

　　未払販売費　9,200円

10. 税効果会計に関する事項

　　税効果会計については、適用する旨の記載のある項目についてのみ適用し、記載のない項目については考慮する必要はない。なお、その適用に当たっては、繰延税金資産の回収可能性及び繰延税金負債の支払可能性に問題はないものとし、法定実効税率は40%で計算する。

　　また、繰延税金資産と繰延税金負債とは相殺せずに解答すること。

11. 税金に関する事項

(1) 未払消費税等は、仮払消費税等と仮受消費税等を相殺した額を計上する。

(2) 法人税等の確定年税額は76,968円である。なお、未払法人税等は中間納付額(決算整理前残高試算表の仮払法人税等勘定に計上)を控除して計算する。

●簿記論 総合計算問題集（基礎編）※※※※※※※※※※

問　題　　7

大原商事㈱（以下「当社」という。）の次に示す資料により、答案用紙の決算整理後残高試算表を完成させなさい。当期の会計期間は、X1年4月1日からX2年3月31日までである。

（資料1）決算整理前残高試算表

決算整理前残高試算表

X2年3月31日　　　　　　　　　　（単位：千円）

現 金 預 金	644,020	支 払 手 形	211,000
受 取 手 形	401,000	買 掛 金	316,000
売 掛 金	471,500	借 入 金	547,200
有 価 証 券	705,000	貸 倒 引 当 金	17,500
繰 越 商 品	267,000	賞 与 引 当 金	15,000
為 替 予 約	9,600	退 職 給 付 引 当 金	120,000
仮 払 金	30,000	試 用 仮 売 上	236,500
仮 払 法 人 税 等	60,000	建物減価償却累計額	136,000
建 物	800,000	備品減価償却累計額	437,500
備 品	700,000	車両減価償却累計額	187,500
車 両	各自推算	資 本 金	各自推算
土 地	459,750	資 本 準 備 金	145,250
繰 延 税 金 資 産	53,375	利 益 準 備 金	117,000
試 用 未 収 金	236,500	繰 越 利 益 剰 余 金	322,305
仕 入	3,511,000	一 般 売 上	各自推算
営 業 費	123,170	試 用 品 売 上	440,000
人 件 費	158,300		
支 払 利 息	11,040		
	各自推算		各自推算

（資料2）決算整理事項等

1．期末手許商品棚卸高（下記2.は考慮済。）

　　　帳簿棚卸高（原価）　184,000千円

　　　実地棚卸高（原価）　174,300千円

　　なお、帳簿棚卸高と実地棚卸高の差額は減耗によるものである。また、当期の一般販売の原価率は80％であり、手許商品以外に減耗は発生していない。

2．試用販売

　　試用販売は当期より開始し、一般売価の10％増で販売している。また、試用期間中の商品55,000千円（売価）を買取る旨の連絡と16,500千円（売価）が買取拒否により返品されたが、いずれも未処理である。

3．有価証券

決算整理前残高試算表の有価証券勘定の内訳は次のとおりであり、Ａ社株式及びＢ社株式は全て当期に購入したものである。なお、Ｃ社株式は関係会社株式である。また、その他有価証券については全部純資産直入法により処理し、評価差額については税効果会計を適用する。

銘　柄	帳簿価額	時　価	備　考
Ａ社株式	140,000千円	144,000千円	売買目的有価証券
Ｂ社株式	168,000千円	165,000千円	売買目的有価証券
Ｃ社株式	117,000千円	55,000千円	（注）
Ｄ社株式	280,000千円	300,000千円	その他有価証券

（注）　Ｃ社株式の決算日現在における時価は著しく下落しており、回復する見込みはないと認められる。なお、Ｃ社は当社の子会社に該当する。

4．手形の割引

決算整理前残高試算表の受取手形勘定には当期の２月１日に取得し、当期の３月１日に取引銀行にて割引を行った約束手形50,000千円が含まれたままとなっている。なお、当該割引に係る割引料は2,000千円であり、割引時における保証債務の時価相当額は1,000千円と評価された。また、当該手形は決算日現在決済されていない。

5．借入金

決算整理前残高試算表の借入金勘定は、前期において海外の企業より現金4,800千ドルを借入れたものであり、前期において元本につき為替予約を行っている（この現金4,800千ドルは前期において邦貨に換金されている。）。なお、この借入金について当期の９月30日に決済されたが未処理であった。また、決算整理前残高試算表の為替予約勘定9,600千円は全額当該為替予約に係るものである。

予約レート　　　１ドル＝110円

当期９月30日の直物レート　　　１ドル＝115円

6．貸倒引当金

期末受取手形、売掛金(全額一般債権)に対して、２％の貸倒引当金を差額補充法により設定する。

なお、決算整理前残高試算表の貸倒引当金勘定は全額一般債権に係るものである。

また、貸倒引当金の金額は税務上損金算入が認められないため、税効果会計を適用する。

7．固定資産

建　物	定額法	耐用年数	30年（定額法償却率：0.034）	残存価額ゼロ
備　品（注１）	定額法	耐用年数	8年（定額法償却率：0.125）	残存価額ゼロ
車　両（注２）	定額法	耐用年数	8年（定額法償却率：0.125）	残存価額ゼロ

（注１）　事業供用から当期末決算時点の経過年数は6年である。この備品の当期末決算時点の正味売却価額は113,500千円である。これと使用価値を比較し、大きい方の金額と帳簿価額の差額を減損損失とする。この備品の使用によって、今後2年間、年55,000千円のキャッシュ・フローが生じ、耐用年数経過後の処分収入は10,000千円と見込まれ、その現在価値の合計額を使用価値とする。なお、計算に必要な現価係数は以下のとおりである。当該減損損失の金額は税務上損金算入が認められないため、税効果会計を適用する。

割引率5％	1年後	2年後
現価係数	0.95	0.91

（注２）　事業供用から前期末決算時点の経過年数は3年である。

8．賞与引当金

当社の支給対象期間は毎年6月から11月、12月から5月であり、支給月はそれぞれ12月と6月である。当期末において、翌期の6月に見込まれる賞与支給額24,000千円のうち当期に帰属する額を賞与引当金として計上する。なお、賞与引当金については税効果会計を適用する。

9．退職給付引当金

当社は、退職一時金制度を採用しており、退職給付費用の計算は簡便的な方法（期末自己都合要支給額を退職給付債務とする方法）によっている。当期における一時金支給額30,000千円は仮払金として処理している。なお、退職給付引当金については税効果会計を適用する。

	前期末	当期末
自己都合要支給額	120,000千円	145,000千円

10．費用の見越・繰延

営　業　費　　見越：2,670千円　　繰　延：1,980千円

11．法人税等

決算整理前残高試算表の仮払法人税等は、すべて当期における法人税等の中間納付額である。なお、当期における法人税等の確定年税額は112,734千円であり、法人税等の中間納付額を除いた残額を当期確定納付額として未払法人税等に計上する。

12．留意事項

(1)　千円未満の端数が生じた場合には切捨てること。

(2)　税効果会計については、適用する旨の記載のある項目についてのみ適用し、記載のない項目については考慮する必要はない。なお、その適用に当たっては、繰延税金資産の回収可能性及び繰延税金負債の支払可能性に問題はないものとし、法定実効税率は35％で計算する。

また、繰延税金資産と繰延税金負債とは相殺せずに解答すること。

(3)　資料上読み取れるもの以外は考慮する必要はない。

●簿記論　総合計算問題集 (基礎編) ※※※※※※※※※※

問　　題　　　8

問 題 8

大原商事㈱(以下「当社」という。)の次の資料により当期(自X1年4月1日 至X2年3月31日)の決算整理後残高試算表を作成しなさい。

(資料1)

決算整理前残高試算表
X2年3月31日 (単位：円)

現　　　　　金	40,450	買　　掛　　金	79,918
当　座　預　金	49,000	貸 倒 引 当 金	5,400
売　　掛　　金	184,600	社　　　　　債	560,000
繰　越　商　品	38,800	退職給付引当金	104,200
建　　　　　物	640,000	減価償却累計額	335,680
備　　　　　品	70,720	資　　本　　金	590,000
車　　　　　両	160,000	利 益 準 備 金	7,000
土　　　　　地	850,000	繰越利益剰余金	373,552
関 係 会 社 株 式	54,000	売　　　　　上	512,760
繰 延 税 金 資 産	41,680		
仕　　　　　入	391,840		
営　　業　　費	31,420		
支 払 保 険 料	4,800		
減 価 償 却 費	1,340		
貸 倒 損 失	1,920		
備 品 除 却 損	7,940		
	2,568,510		2,568,510

(資料2) 決算整理事項等

1．期末手許商品棚卸高は次のとおりである。

帳簿棚卸高(原価)	32,000円
実地棚卸高(原価)	29,120円

なお、帳簿棚卸高と実地棚卸高との差額は減耗によるものである。また、実地棚卸高のうち、5,000円(原価)の商品について品質低下が生じており、当該商品の正味売却価額は3,180円である。

2．当期の退職給付に係る金額は次のとおりであるが、当社では当期に行うべき会計処理を一切失念している。なお、金銭の支出については当座預金勘定を用いるものとする。

数理計算上の差異については発生年度より平均残存勤務期間10年で定額法により償却を行う。

なお、期首未認識数理計算上の差異は、すべて前期に発生したものである。また、税効果会計を適用する。

期 首 退 職 給 付 債 務	169,000円
期首年金資産(公正な価値)	51,300円
期 首 退 職 給 付 引 当 金	104,200円
期首未認識数理計算上の差異	(各自推算)円
勤 務 費 用	22,160円
割 引 率	1.5%
長 期 期 待 運 用 収 益 率	3.0%
年 金 掛 金 拠 出 額	2,200円
年 金 支 給 額	410円
一 時 金 支 給 額	1,400円
期末退職給付債務(実際額)	197,880円
期 末 年 金 資 産(公正な価値)	53,184円

3．決算日に事務員が金庫を整理したところ、営業費支払いのために振出した小切手1,000円が未渡しになっていることが判明した。また、現金の実際有高は48,100円であり、帳簿残高との差額については、雑収入または雑損失として処理する。

4．減価償却費を次のとおり計上する。残存価額は建物については取得原価の1割とし、備品及び車両については、残存価額をゼロとして償却を行う。

種 類	償却方法	償却率	期首減価償却累計額
建 物	定 額 法	年0.020	172,800円
備 品(注)	定 額 法	年0.067	42,880円
車 両	定 率 法	年0.500	120,000円

(注)　当期の1月20日に備品(取得原価20,000円、期首減価償却累計額10,720円)を除却し、下記の仕訳をしている。なお、除却費用として350円を現金で支払ったがこの処理を失念しており、減価償却費は1年分を計上している。また、除却した備品を1,000円の廃材として見積る。

（減 価 償 却 費）　　1,340　　（備　　　　　品）　　9,280
（備 品 除 却 損）　　7,940

5．期末売掛金残高(すべて一般債権)に対し、貸倒実績率2％の貸倒引当金を設定する(差額補充法)。なお、決算整理前残高試算表の貸倒引当金はすべて一般債権に係るものである。

　　また、決算整理前残高試算表の貸倒損失1,920円は前期に発生した売掛金(一般債権)に係るものである。

6．決算整理前残高試算表に計上されている支払保険料4,800円は、当期7月1日に向こう1年分を支払ったものである。また、当期末における未払営業費が370円ある。

7．当社はX1年10月1日にドル建転換社債型新株予約権付社債を額面総額5,000ドル(平価発行)、償還期間はX1年10月1日からX3年9月30日、利息は付されないという条件で発行した。なお、会計処理は一括法を採用した。

　　X2年3月1日に2,000ドルについて新株予約権の行使請求があり新株50株を発行したが、未処理となっている。新株の発行時に出資された金額は会社法に規定する最低額を資本金とする。新株予約権の行使に際して1株当たりの転換価額は4,400円で、新株予約権の行使により交付される株式数は、社債の額面金額を1ドル＝110円の固定レートで換算した金額を転換価額で除した数とする。

　　　　直物為替相場(1ドル)　　X1年10月1日　　　112円

　　　　　　　　　　　　　　　　X2年3月1日　　　　109円

　　　　　　　　　　　　　　　　X2年3月31日　　　108円

8．X2年3月1日にドル建の輸出契約(商品15,000ドルをX2年4月10日に輸出し、X2年4月30日に入金決済する。)を締結し、同日にX2年4月30日を実行日とする同額の為替予約契約を1ドル＝107円で締結した。なお、決算日の先物為替レートは1ドル＝106円であり、この輸出取引は実行される可能性が極めて高く、ヘッジ会計の要件も満たしている。また、税効果会計を適用する。

(資料3) 解答留意事項

1．減価償却費の計算は月割計算を行い、1ヶ月未満の端数は1ヶ月として計算すること。

2．税効果会計は指示のあるもののみ考慮し、法定実効税率は40％とする。

3．金額は故意に小さくしている。

4．計算の結果、円未満の端数が生じた場合には四捨五入すること。

5．資料より判明する事項以外は考慮する必要はない。

●簿記論　総合計算問題集（基礎編）※※※※※※※※※※※

問　題　　9

　町田商事㈱(以下「当社」という。)の次に掲げる資料により、当期の損益計算書及び貸借対照表を作成しなさい。当期の会計期間はX4年4月1日からX5年3月31日までである。なお、資料より判明する事項以外考慮する必要はない。また、千円未満の端数が生じた場合は四捨五入すること。

(資料1) 決算整理前残高試算表

決算整理前残高試算表
X5年3月31日　　　　　　　(単位：千円)

現　金　預　金	550,739	支　払　手　形	422,800
受　取　手　形	300,600	買　掛　金	415,000
売　掛　金	1,403,800	借　入　金	500,000
繰　越　商　品	276,800	貸　倒　引　当　金	28,000
仮　払　金		減価償却累計額	1,157,500
建　　　　物	2,500,000	資　本　金	
建物附属設備	1,000,000	資　本　準　備　金	504,900
備　　　　品	1,352,000	利　益　準　備　金	409,000
土　　　　地	3,000,000	繰越利益剰余金	1,253,703
投　資　有　価　証　券	128,600	売　　　　上	5,107,300
仕　　　　入	3,562,000	雑　収　入	41,000
販　　売　　費	124,857		
一　般　管　理　費	177,557		

(資料2) 決算整理事項等

1. 手許商品に関する事項

　　帳簿棚卸数量　500千個　　取　得　原　価　@460円

　　実地棚卸数量　480千個　　正味売却価額　@450円

2. 仮払金に関する事項

　(1) 当期中に配当200,000千円を現金で支払い、仮払金として処理していた。また、配当の決議時の処理が、準備金の積立てを含め未だ行われていないため修正する。なお、準備金は会社計算規則に規定する額を積立てること。

　(2) 借入金における元利支払額(各自推算)千円(下記4.参照)

　(3) 法人税等の中間納付額　150,000千円

3．投資有価証券に関する事項

決算整理前残高試算表の投資有価証券勘定の内訳は以下のとおりである。

なお、その他有価証券に係る評価差額については全部純資産直入法により処理し、税効果会計を適用する。

銘　　　　　柄	保　有　目　的	取　得　価　額	期　末　時　価	備　　考
Ａ　社　株　式	その他有価証券	15,600千円	7,500千円	（注1）
Ｂ　社　株　式	その他有価証券	19,000千円	20,000千円	（注2）
Ｃ　社　社　債	満期保有目的の債券	94,000千円	95,000千円	（注3）

（注1）　Ａ社株式の決算日現在における時価は著しく下落しており、回復する見込みはないと認められる。

（注2）　当期において取得したものである。

（注3）　当期10月1日に発行と同時に取得した満期保有目的の債券であり、券面金額100,000千円、クーポン利率年5.0%、利払日3月、9月の各末日、償還日3年後の9月末日である。券面金額と取得価額の差額は、すべて金利調整差額と認められるため、実効利子率年7.26%として利息法による償却原価法で処理を行う。

なお、当社は、3月末日（利払日）の処理を失念している。

4．借入金に関する事項

当期11月1日に金融機関から500,000千円を借入れて適正に処理を行っている。

この借入金の元金返済に関しては、一定期間据置きの後、当期2月末より10ヶ月間の月割均等返済の方法による。また、利息に関しては、当期11月末より借入金の完済まで毎月にわたり、各月初の元金残高に対し月0.5%を各月末に当座預金口座から支払う約定である。当社はこの約定に従って返済を実行中であるが、当期中に支払った元金と利息が共に仮払金勘定に計上されている。

5．減価償却に関する事項（減価償却費の計算は月割計算とする。）

種　　　類	償却方法	耐用年数	期首減価償却累計額	残　存　価　額	備　　考
建　　　物	定　額　法	50年	495,000千円	取得価額の1割	—
建物附属設備	定　額　法	10年	—	ゼロ	（注1）
備　　　品	定　額　法	8年	662,500千円	ゼロ	（注2）

（注1）　建物附属設備は、X4年4月1日に賃借した倉庫内に取り付けられた内部造作の取得費用（1,000,000千円）を計上したものである。契約上、賃借期間（10年）経過後には原状回復の上、貸主に返還することが義務付けられている。原状回復費用は200,000千円と見積もられているが、資産除去債務及び資産除去債務に対応する除去費用の計上は未処理である。資産除去債務の算定に用いられる割引率は年3.0%、期間10年の現価係数は0.74とする。

(注2）　当期9月30日に、それまで使用していた備品の一部を買換えた。旧備品(取得価額300,000千円、期首減価償却累計額225,000千円)については48,000千円で下取りしてもらい、下取価額を新備品(取得価額400,000千円)の代金の一部にあて、残額は小切手を振出して支払った。当社は、この小切手による支払額により新備品の購入に係る仕訳をしたのみである。

なお、新備品は翌日より事業の用に供しており、減価償却方法は他の備品と同様の方法により行う。

6．貸倒引当金に関する事項

期末受取手形及び売掛金(すべて一般債権)に対して貸倒実績率2.0%の貸倒引当金を差額補充法により設定する。なお、決算整理前残高試算表の貸倒引当金はすべて一般債権に係るものである。

7．経過勘定に関する事項

未払一般管理費　1,350千円

8．法人税等に関する事項

当期における法人税等の確定年税額は357,600千円であり、当期における法人税等の中間納付額を除いた残額を当期確定納付額として未払法人税等に計上する。

9．税効果会計に関する事項

税効果会計は指示のあるもののみ適用し、法定実効税率は便宜上前期及び当期ともに35%とする。

問　題　10

　㈱長池商事(以下「当社」という。)の次に掲げる資料により、各設問に答えなさい。会計期間はX3年4月1日からX4年3月31日までであり、問題文中の金額は故意に小さくしてある(円未満の端数は四捨五入すること。)。なお、資料より判明する事項以外、考慮する必要はない。

設問1．(資料2)決算整理事項等のうち次に示す番号の仕訳を示しなさい。

　　1．当座預金に関する決算時に行うべき仕訳。

　　2．リース料支払いに関する未処理の仕訳。

設問2．損益勘定及び残高勘定を作成しなさい。

(資料1)

決算整理前残高試算表
X4年3月31日　　　　　　　　　(単位：円)

借方	金額	貸方	金額
現　　　　　金	185,721	支 払 手 形	415,000
当 座 預 金	871,500	買 　掛 　金	428,000
受 取 手 形	570,000	未 　払 　金	150,000
売 　掛 　金	1,102,920	貸 倒 引 当 金	23,000
仮 　払 　金	225,000	仮 　受 　金	22,000
自 己 株 式	20,000	リ ー ス 債 務	82,400
繰 越 商 品	480,000	減価償却累計額	1,668,500
試 　用 　品	2,480,000	資 　本 　金	3,850,000
建 　　　物	3,460,000	資 本 準 備 金	630,000
備 　　　品	450,000	利 益 準 備 金	320,000
リ ー ス 資 産	100,000	別 途 積 立 金	250,000
土 　　　地	95,750	繰越利益剰余金	249,500
投 資 有 価 証 券	569,329	新 株 予 約 権	5,000
仕 　　　入	3,520,000	一 般 売 上	4,250,000
販 売 管 理 費	1,367,769	試 用 品 売 上	3,144,000
減 価 償 却 費	18,000	有 価 証 券 利 息	17,589
雑 　　　費	80,000	保 険 差 益	91,000
	15,595,989		15,595,989

（資料２）決算整理事項等

1．期末手許商品棚卸高

　　　帳簿棚卸高（原価）　600,000円

　　　実地棚卸高（原価）　584,000円

　　なお、帳簿棚卸高と実地棚卸高の差額は減耗によるものである。

2．試用販売

　(1)　試用販売は当期より原価に5割の利益を付加して販売を行っており、手許商品区分法（分割法）で処理をしている。なお、期末試用品有高は（各自推算）円である。

　(2)　試用期間中の商品96,000円（売価）を買取る旨の連絡を受けたが未処理である。

3．剰余金の配当に関する事項等

　　当期の株主総会において繰越利益剰余金に関して下記の事項が決議されたが、決議時におけるすべての処理を失念している。なお、当社は会社計算規則に規定する額を利益準備金として積立てている。

　(1)　別途積立金80,000円を取崩す。

　(2)　株主に対し配当225,000円を行う。

　(3)　配当に伴い利益準備金（各自推算）円を積立てる。

　　なお、決算整理前残高試算表の仮払金は、全額この配当金の支払いにより計上したものである。

4．当座預金

　　銀行の残高証明書金額は864,000円であり、以下の不一致の原因が発見された。

　(1)　銀行に取立依頼してあった約束手形45,000円が取立てられていたが、当社に未通知である。

　(2)　仕入先横浜商事㈱へ振出した小切手84,000円が、まだ銀行から取立てられていない。

　(3)　電気代20,100円（販売管理費勘定）が口座振替により支払済みであったが、当社に未通知である。

　(4)　修繕代金（各自推算）円（販売管理費勘定）を支払うため振出していた小切手がいまだ当社の金庫の中に入っていた。

　(5)　現金150,000円を銀行へ預入れたが、営業時間終了後のため翌日扱いとなっている。

5．投資有価証券に関する事項

　　決算整理前残高試算表の投資有価証券は、全額当期4月1日に発行と同時に満期保有目的で取得している㈱岩槻商事が発行した社債6,000口（額面金額@100円）に係るものである。当該社債の満期日は3年後の3月末日である。利払日は、9月、3月の各末日であり、クーポン利率は年4％、実効利子率は年6.24％である。なお、当該社債の額面金額と取得価額の差額は、金利の調整に係るものであるため、利息法による償却原価法で処理する。なお、9月の利払日の処理は適正に行われているが、3月の利払日の処理が未処理である。（現金勘定使用）

6．貸倒引当金に関する事項等

(1) 期中において前期発生売掛金4,000円と当期発生売掛金6,000円が貸倒れとなり、貸倒引当金を充当した。

(2) 貸倒引当金は、受取手形及び売掛金の期末残高に対して貸倒実績率２％により設定し、差額補充法により処理する。（前期、当期ともに債権はすべて一般債権である。）

7．リースに関する事項

当社は備品の一部を前期首よりリース契約に基づき使用しているが、当期中のリース料支払いの処理を失念している。なお、リース料の支払いは現金により行っている。また、リースの条件等は下記に示すとおりである。

(1) リース期間終了時において無償で所有権が当社に譲渡される契約である。なお、リース期間は５年であり、リース期間においては解約不能である。

(2) リース料の支払いは毎年３月31日であり、支払額は24,000円(年額)である。

(3) 経済的耐用年数は８年(償却率0.125)、残存価額は零、定額法により減価償却費を計上する。

(4) リース資産の計上額は100,000円(適正額)である。

(5) 利息相当額の各期への配分については、利息法(年6.4％)を適用すること。

8．圧縮記帳に関する事項

(1) 期中９月20日に火災により建物(取得原価(各自推算)円、保険契約額800,000円)が焼失した。この火災により当社は直ちに保険会社に保険金の請求を行うとともに下記の処理を行った。なお、火災未決算の額は、焼失した建物の期首帳簿価額により計上しており、減価償却費は１年分を計上している。

| (火災未決算) | 460,000 | (建　　　　物) | 460,000 |
| (減価償却費) | 18,000 | (減価償却累計額) | 18,000 |

(2) 期中11月２日に保険会社より保険金551,000円を受取り、下記の処理を行った。

| (当座預金) | 551,000 | (火災未決算) | 460,000 |
| | | (保険差益) | 91,000 |

(3) 焼失した跡地に建物を1,420,000円で建設し、期中１月24日に完成、引渡しを受け、同日より事業の用に供している。また、建物取得に係る諸経費80,000円を小切手の振出しにより支払い、下記の処理をした。

| (建　　　　物) | 1,420,000 | (当座預金) | 1,500,000 |
| (雑　　　　費) | 80,000 | | |

(4) 決算において、保険差益相当額の圧縮記帳を直接減額方式により行う。

9．減価償却費の計上（上記7.に係るリース資産を除く。）

　　いずれの資産に関しても、前期までの償却計算は適正になされている。

　　また、減価償却計算上、あん分計算を行う場合には月割計算で行うものとし、1ヶ月未満の端数
　が生じた場合には、これを1ヶ月とする。

	償却方法	耐用年数（償却率）	備　　考
建　　物	定　額　法	50年（0.020）	（注1）
備　　品	定　率　法	5年（0.400）	（注2）

　　（注1）　残存価額は取得原価の10％とする。ただし、当期取得分については残存価額を零とする
　　　　　　定額法、耐用年数50年（償却率0.020）により計算すること。

　　（注2）　X1年4月より事業供用しており、残存価額は零とする。

10．新株予約権に関する事項

　　決算整理前残高試算表の新株予約権は、前期首に発行したものである。期中に新株予約権のうち
　1,000円が権利行使され、新株の発行に代えて保有している自己株式20,000円を交付したが、新株
　予約権行使の際に払込額22,000円を仮受金に計上したのみであった。

11．経過勘定項目

　　　　　　　　　　前　払　　　未　払

　　販　売　管　理　費：30,465円　　13,604円

問　題　11

問 題 11

　株式会社ベストスリーは横浜に本店(以下、「本店」という。)を、広島に支店(以下、「支店」という。)を設けて商品販売を行っているが、業績評価を明確にするため支店独立会計制度を採用している。よって、以下に掲げる資料に基づき各設問に答えなさい。

設問1. 下記(資料2)4.より未達取引の仕訳を示しなさい。

設問2. 答案用紙に示す合併損益計算書及び合併貸借対照表を完成させなさい。

(資料1) 決算整理前残高試算表(未達事項考慮前)

決算整理前残高試算表

X4年3月31日 　　　　　　　　　　　　　　　　(単位：円)

借 方 科 目	本 店	支 店	貸 方 科 目	本 店	支 店
現 金 預 金	313,420	69,100	支 払 手 形	132,000	11,700
受 取 手 形	202,500	57,000	買 掛 金	86,950	15,800
売 掛 金	112,500	29,000	繰 延 内 部 利 益	2,600	———
繰 越 商 品	118,000	21,200	貸 倒 引 当 金	5,460	1,390
仮 払 金	117,600	———	社 債	289,200	
建 物	500,000	200,000	減価償却累計額	264,300	97,200
備 品	140,000	96,000	本 店	———	336,980
車 両	57,000	18,000	資 本 金	1,000,000	———
土 地	800,000	———	利 益 準 備 金	160,000	
商 標 権	78,400	———	別 途 積 立 金	551,500	
支 店	340,220		繰 越 利 益 剰 余 金	159,320	
仕 入	945,000	53,200	売 上	1,110,000	370,500
本 店 よ り 仕 入	———	238,200	支 店 向 売 上	240,000	———
販 売 費	92,340	10,880	雑 収 入	2,700	980
一 般 管 理 費	60,750	13,930			
給 料	121,500	28,040			
社 債 利 息	4,800	———			
合 計	4,004,030	834,550	合 計	4,004,030	834,550

（資料２）本支店間取引に関する事項

1．本店は従来より甲商品を外部から仕入れており、外部へ販売する他、一部を支店へ送付している。なお、本店から支店への商品の振替価格（仕入原価の20％増）は従来より一定である。

2．支店は従来より本店から甲商品を仕入れ、外部に販売するとともに、以前より独自に乙商品を仕入れ、外部に販売している。

3．本店及び支店ともに仕入及び売上取引に関して、値引等は一切生じていない。

4．未達事項に関する事項（決算整理の前に処理すること。）

　(1)　支店は本店に現金2,000円を送金したが、本店に未達である。

　(2)　本店において支店の売掛金（各自推算）円を回収したが、支店に未達である。

　(3)　支店において本店の販売費940円を立替払いしたが、本店に未達である。

　(4)　本店から支店へ商品を振替価格（各自推算）円で送付したが、支店に未達である。

（資料３）決算整理事項等

1．商品に関する事項（帳簿棚卸高及び実地棚卸高に未達商品は含まれていない。）

　　期首及び期末商品帳簿棚卸高

　　本店：期首　甲商品　118,000円　　　　支店：期首　甲商品及び乙商品　合計21,200円

　　　　　期末　甲商品　123,000円（注）　　　　　　期末　甲商品　17,400円（注）

　　　　　　　　　　　　　　　　　　　　　　　　　　　　　乙商品　6,300円

　　　　　（注）　期末に実地調査をしたところ、実地棚卸高は本店が120,000円、支店が17,400円であった。なお、帳簿棚卸高と実地棚卸高の差額は減耗によるものである。

2．社債に関する事項

　　本店における決算整理前残高試算表の社債勘定は、X1年4月1日に額面@100円につき発行価額@94円で3,000口発行したもの（利払日9月及び3月の各末日、年利率2％、償還期限5年）であり、当期9月30日において1,200口を買入償還したが、額面@100円につき@98円の支払額を仮払金に計上したのみである。なお、決算整理前残高試算表の仮払金はすべてこの取引に関するものである。社債については償却原価法（定額法）を適用する。

3．固定資産に関する事項

　　決算整理前残高試算表の金額の内訳は以下のとおりである。（残存価額は建物は取得原価の10％、建物以外は0、問題に指示があるときにはその指示に従うこと。過年度の償却計算は適正に行われている。）

種　類		取得原価	期首減価償却累計額	償却方法	耐用年数（償却率）
建物	本店	500,000円	189,000円	定額法	50年
	支店	200,000円	54,000円		
備品	本店	140,000円	52,500円	定額法	8年
	支店	96,000円	36,000円		
車両	本店	57,000円	22,800円	定率法	年0.400
	支店	18,000円	7,200円		

4．無形固定資産に関する事項

　　決算整理前残高試算表の商標権はX1年6月1日に取得したものであり、定額法により耐用年数10年で償却を行っている。

5．源泉税預り金に関する事項

　　本店、支店の3月分の給料を支給した際に、本店では源泉税預り金1,750円、支店では源泉税預り金1,000円を控除した支給額で計上していた。

6．貸倒引当金に関する事項

　　本店及び支店ともに、受取手形及び売掛金の期末残高に対して貸倒実績率2％の貸倒引当金を設定し、差額補充法により処理する。なお、売掛金及び受取手形は以前よりすべて一般債権であり、決算整理前残高試算表の貸倒引当金勘定はすべて一般債権に係るものである。

7．損益の見越・繰延に関する事項

　　本　店　　販売費の見越　1,600円、給料の見越　3,750円
　　支　店　　一般管理費の繰延　550円、給料の見越　960円

（解答留意事項）

1．当期の会計期間はX3年4月1日からX4年3月31日である。

2．日数計算は便宜上すべて月割り計算によること。

3．金額は故意に小さくしてあり、上記の資料から判明する事項以外は考慮する必要はない。

問　題　12

問 題 12

問1

荻窪商事株式会社(以下「当社」という。)における下記の資料に基づき、各設問に答えなさい。

設問1．(A)～(G)に入る金額を答えなさい。

設問2．新株予約権の権利行使に係る仕訳を答えなさい(仕訳の単位は千円単位とする。)。

(解答留意事項)

1．当期の会計期間はX5年4月1日からX6年3月31日までである。

2．代金の受払は、「現金預金」勘定を使用すること。

3．繰越利益剰余金は前期末及び当期末において貸方残である。

4．金額が0となる場合には「0」と記入し、マイナスとなる場合には金額の前に「△」を付すこと。

5．資料から判明する事項以外は考慮する必要はない。

(資料1) 前期末における貸借対照表の一部(単位：千円)

資 本 金	2,569,000	資 本 準 備 金 544,000
その他資本剰余金	39,340	利 益 準 備 金 88,250
別 途 積 立 金	26,000	繰越利益剰余金 308,000
自 己 株 式	△43,650(450株)	

(資料2) 当期中の取引

1．当社は4月1日に新株予約権を発行総額20,000千円(新株予約権の発行総数は4,000個)で発行し、全額の払込みを受けた。権利行使期間満了日は3年後の3月末日であり、権利行使があった場合の払込金額の総額は436,000千円(新株予約権1個につき1株発行)である。なお、新株を発行した場合は、会社法に規定する原則額を資本金に組入れることとする。

2．5月23日の株主総会において以下のとおり剰余金の配当等が決議された。

(1) 剰余金の配当及び準備金の積立

配 当 金 144,600千円 資 本 準 備 金 (各自推算)千円

利 益 準 備 金 (各自推算)千円

なお、繰越利益剰余金からの配当は108,450千円、その他資本剰余金からの配当は36,150千円である。また、準備金の積立については、会社計算規則に規定する額とする。

(2) 積立金の積立

別 途 積 立 金 10,000千円

3．9月16日に新株予約権1,800個につき権利行使が行われ、全額の払込みを受けて1,500株は新株の発行を行い、300株は自己株式の処分を行う。

4．10月2日に当社が保有している自己株式70株の消却を行った。

5．11月1日に取締役会の決議により株式の追加募集を行った。2,000株を1株あたり150千円で発行し、全額の払込みを受け会社法に規定する最低限度額を資本金に組入れた。

6．決算にあたり、当期純利益が248,385千円と算定された。

（資料3）当期末における貸借対照表の一部(単位：千円)

資 本 金	（ A ）	資 本 準 備 金	（ B ）
その他資本剰余金	（ C ）	利 益 準 備 金	（ D ）
別 途 積 立 金	36,000	繰越利益剰余金	（ E ）
自 己 株 式	（ F ）	新 株 予 約 権	（ G ）

問2

P社はX5年3月31日にS社の発行済株式数の80%を取得し、連結子会社とした。下記の資料に基づき、連結財務諸表を作成しなさい。なお、当期の会計期間はP社、S社ともにX5年4月1日からX6年3月31日であり、法定実効税率は30%である。

（資料1）当期の個別財務諸表

1．貸借対照表

貸 借 対 照 表
X6年3月31日現在 （単位：千円）

科 目	P 社	S 社	科 目	P 社	S 社
現 金 預 金	52,240	20,280	買 掛 金	42,000	15,000
売 掛 金	82,000	20,000	貸 倒 引 当 金	1,640	400
商 品	42,000	21,600	減価償却累計額	8,400	3,480
建 物	70,000	20,000	資 本 金	100,000	30,000
土 地	30,000	10,000	資 本 剰 余 金	25,000	15,000
S 社 株 式	54,800	—	利 益 剰 余 金	154,000	28,000
合 計	331,040	91,880	合 計	331,040	91,880

2．損益計算書

損 益 計 算 書
自X5年4月1日 至X6年3月31日 （単位：千円）

科 目	P 社	S 社	科 目	P 社	S 社
売 上 原 価	467,000	126,000	売 上 高	650,000	180,000
販 売 管 理 費	122,600	40,360	受 取 配 当 金	1,600	—
貸倒引当金繰入	520	80	建 物 売 却 益	1,000	—
減 価 償 却 費	1,400	400			
その他の費用	2,080	1,160			
当 期 純 利 益	59,000	12,000			
合 計	652,600	180,000	合 計	652,600	180,000

3. 株主資本等変動計算書（利益剰余金）

株主資本等変動計算書（利益剰余金）
自X5年4月1日　至X6年3月31日　　　　　　　（単位：千円）

科　　目	P　社	S　社	科　　目	P　社	S　社
剰余金の配当等	15,000	2,000	当 期 首 残 高	110,000	18,000
当 期 末 残 高	154,000	28,000	当 期 純 利 益	59,000	12,000
合　　　　計	169,000	30,000	合　　　　計	169,000	30,000

（資料2）X5年3月31日のS社における資本状況

資　本　金	資本剰余金	利益剰余金
30,000千円	15,000千円	18,000千円

（資料3）連結修正事項

1. X5年3月31日におけるS社の土地の時価は11,000千円である。評価差額については税効果会計を適用する。

2. のれんは発生年度の翌年より20年（定額法）で償却を行う。

3. 当期首より、P社はS社に対して商品の掛販売を行っており、その原価率は80％である。当期のP社の売上高のうち、S社に対する売上高は120,000千円であった。なお、期末日現在においてP社が販売した商品3,000千円がS社に未達である。

4. S社の期末商品のうち15,000千円はP社から仕入れた商品である。（未達分は含まれていない。）

5. P社の期末売掛金のうち、S社に対するものは12,000千円である。なお、P社、S社ともに売掛金の期末残高に2％の貸倒引当金を設定している。

6. 当期首において、P社はS社に建物（取得原価10,000千円、期首減価償却累計額2,000千円）を9,000千円で売却している。なお、当該取引に伴い、連結上の減価償却費20千円を減算調整する。

●簿記論　総合計算問題集（基礎編）※※※※※※※※※※※※

問　題　13

　㈱川口工業(以下「当社」という。)は、甲製品の製造販売と乙商品の卸売販売を行う小規模な会社であり、製品の製造工程は単純であるので、原価計算制度は採用していない。

　よって、以下の資料に基づき答案用紙に示す製造原価報告書及び損益計算書を完成させなさい。

(資料１) 決算整理前残高試算表

決算整理前残高試算表
X2年３月31日　　　　　(単位：円)

現 金 預 金	574,990	支 払 手 形	532,900
受 取 手 形	620,000	買 掛 金	734,000
売 掛 金	875,000	借 入 金	766,000
繰 越 商 品	336,000	社会保険料預り金	35,200
材 料	228,000	貸 倒 引 当 金	30,000
仕 掛 品	263,200	賞 与 引 当 金	160,000
製 品	490,000	退職給付引当金	520,000
仮 払 金	364,000	建物減価償却累計額	855,000
建 物	2,500,000	機械減価償却累計額	800,000
機 械	1,600,000	備品減価償却累計額	168,000
備 品	630,000	資 本 金	2,000,000
建 設 仮 勘 定	600,000	利 益 準 備 金	450,000
ソ フ ト ウ ェ ア	36,000	別 途 積 立 金	316,500
繰 延 税 金 資 産	329,440	繰 越 利 益 剰 余 金	548,190
商 品 仕 入	2,400,000	商 品 売 上	3,045,000
材 料 仕 入	2,340,000	製 品 売 上	5,304,000
賃 金 給 料	928,800	受 取 利 息	4,800
賞 与 手 当	480,000	雑 収 入	13,000
法 定 福 利 費	76,800	保 険 差 益	63,000
保 険 料	40,500		
修 繕 費	125,000		
租 税 公 課	17,200		
貸 倒 損 失	32,400		
その他の営業費	230,000		
その他の製造経費	171,260		
支 払 利 息	57,000		
	16,345,590		16,345,590

（資料２）決算整理事項等

1．期末棚卸資産に関する事項

(1) 期末材料棚卸高

期末帳簿棚卸高　198,000円

期末実地棚卸高　192,000円

なお、帳簿棚卸高と実地棚卸高の差額は減耗によるものであり、通常生ずる程度のものである。

(2) 期末仕掛品棚卸高

期末仕掛品原価　240,000円

(3) 期末製品棚卸高

期末製品原価　420,000円

なお、減耗等は生じていない。

(4) 期末商品棚卸高

期末帳簿棚卸高　300,000円

期末実地棚卸高　288,000円

なお、帳簿棚卸高と実地棚卸高の差額は減耗によるものであり、通常生ずる程度のものである。

2．当期5月20日に事務所用建物の一部が火災に遭い、建物(取得原価500,000円、期首減価償却累計額171,000円)及び備品(取得原価180,000円、期首減価償却累計額72,000円)が焼失した。これらの固定資産については、火災保険650,000円(建物500,000円、備品150,000円)が掛けられており、保険会社の査定の結果500,000円(建物400,000円、備品100,000円)の保険金の支払いが決定し、これを受取った。

なお、当社はこれらの取引につき、下記の仕訳を行ったのみであり、焼失資産に係る減価償却費の計上が未処理である。

(建　　　物 減価償却累計額)	171,000	(建　　　　　物)	500,000
(備　　　品 減価償却累計額)	72,000	(備　　　　　品)	180,000
(現　金　預　金)	500,000	(保　険　差　益)	63,000

3．上記2.の焼失した建物の代替として建設中の事務所用建物が、当期12月15日に完成し同日より事業の用に供しているが未処理である。なお、新築建物の建設代金800,000円のうち600,000円はすでに建設仮勘定に計上されている手付金を充て、残額は新たに小切手を振出して支払った。

4．決算整理前残高試算表の仮払金勘定の内訳は次のとおりである。

(1) 固 定 資 産 税　40,000円（うち製造関係分は26,800円であり、残額は営業関係負担分である。）

(2) 機 械 の 定 期 修 繕 費　32,000円

(3) 新 築 建 物 の 登 記 料　7,500円（上記3．参照）

(4) 保 　 険 　 料　48,000円（当期1月1日から翌期12月31日までの1年分）

(5) 機 械 装 置 の 購 入 代 価　79,400円（この機械装置は、特定の新製品の開発のために導入したものであり、当該目的以外には使用できないものである。）（注）

(6) 上記(5)に伴う新製品の開発のために支出した人件費　7,100円（注）

　　（注）　研究開発費については、製造費用に算入せず、損益計算書の販売費及び一般管理費の区分に表示すること。

(7) 法人税等の中間納付額　150,000円

5．賃金給料

　　3月分の賃金給料80,000円を支給した際に、所得税預り金8,000円及び社会保険料預り金3,200円を控除した正味支給額で計上しているため、これを総支給額で計上すること。

6．決算整理前残高試算表の法定福利費勘定の金額は、当期の社会保険料を納付した際にその全額を計上したものである。なお、社会保険料の従業員負担割合は50％である。また、社会保険料については徴収月の月末までに納付している。

7．賞与引当金

　　賞与の支給対象期間は下記のとおりであり、当期に支給した賞与は、全額賞与手当勘定に計上されている。また、翌期6月10日の見積支給額288,000円のうち、当期負担額を月割で見積計上すること。なお、税効果会計を適用する。

支 給 日	支 給 対 象 期 間
毎年6月10日	12月1日～5月31日
毎年12月10日	6月1日～11月30日

8．退職給付引当金

　　期首における退職給付引当金の計上処理を失念している。なお、期中に退職一時金及び年金掛金の合計額143,600円を支払い、適正に処理している。また、税効果会計を適用する。

(1) 期 首 退 職 給 付 債 務　983,600円

(2) 勤 　 務 　 費 　 用　80,606円

(3) 利 　 息 　 費 　 用　（各自推算）円

(4) 期 首 年 金 資 産　320,000円

(5) 割 　 引 　 率　1.5％

(6) 長 期 期 待 運 用 収 益 率　2.8％

9．貸倒引当金

　　期末受取手形及び売掛金（全額一般債権）の残高に対して差額補充法により貸倒実績率２％で設定する。

　　なお、当期中に売掛金32,400円（前期発生分24,000円、当期発生分8,400円）が貸倒れとなった際にその全額を貸倒損失勘定に計上している。貸倒れた債権は一般債権であり、決算整理前残高試算表の貸倒引当金はすべて一般債権に係るものである。

10．減価償却費について次のとおり計上する。

種　類	償却方法	償却率	負　担　割　合		残存価額
			製造関係	営業関係	
建　　物	定　額　法	年0.020	60%	40%	10%
機　　械	定　額　法	年0.100	100%	――――	ゼロ
備　　品	定　額　法	年0.200	50%	50%	ゼロ

（注１）　焼失建物及び備品についても上記と同様の方法により償却計算を行う。なお、１ヶ月未満の端数は１ヶ月とすること。

（注２）　新築建物については残存価額をゼロとし、定額法（年償却率0.020）で償却計算を行う。また、焼失した固定資産につき保険差益が生じた場合には、当該保険差益相当額は直接減額方式による圧縮記帳を行うこと。

11．決算整理前残高試算表のソフトウェア勘定は、自社利用目的で購入したコンピュータソフトの取得価額であり、当期首から利用しているものである。このソフトは、将来の費用削減が確実であると認められるため、資産計上している。なお、減価償却にあたっては、定額法により５年間で月割均等償却を行うこと（このソフトは営業関係のものであるため、償却費は製造費用に算入せず、損益計算書の販売費及び一般管理費の区分に表示すること。）。

12．労務費の製造関係と営業関係の負担割合は、すべて５：３である。

13．その他の諸経費の負担割合

	製造関係	営業関係
保　険　料	50%	50%
修　繕　費	70%	30%
租　税　公　課	60%	40%

14．費用の見越・繰延

　　未払賃金給料　20,000円　　前払その他の製造経費　1,330円

　　前　払　利　息　5,200円　　その他各自推算

15．当期における法人税等の確定年税額は320,000円であり、法人税等の中間納付額を除いた残額を当期確定納付額として未払法人税等に計上する。

（資料3）注意事項

1．当期の会計期間は、X1年4月1日からX2年3月31日までである。

2．問題上、固定資産の取得原価に算入できるものは、すべて算入すること。

3．税効果会計は指示のあるもののみ考慮し、法定実効税率は40％とする。

4．金額がマイナスとなる場合には、金額の前に「△」を付すこと。

5．金額は故意に小さくしてある。

●簿記論 総合計算問題集（基礎編）※※※※※※※※※※

問　　題　　14

問 題 14

　大原株式会社（以下「当社」という。）は商品販売業を営んでいる。当社（会計期間：X4年4月1日～X5年3月31日）に関する（資料1）から（資料3）に基づいて、次の問1、問2に答えなさい。なお、（資料1）の（　）は各自推定しなさい。

問1　（資料1）の残高試算表における①から⑩の金額を解答欄に記入しなさい。

問2　答案用紙に示すキャッシュ・フロー計算書を作成しなさい。

（資料1）　第11期期首試算表及び決算整理後残高試算表

（単位：円）

借 方 科 目	期首試算表	決算整理後残高試算表	貸 方 科 目	期首試算表	決算整理後残高試算表
現 金 預 金	51,965	（　　　）	仕 入 債 務	51,000	60,000
売 上 債 権	62,000	50,000	未 払 法 人 税 等	25,000	20,200
繰 越 商 品	15,000	（　②　）	賞 与 引 当 金	15,000	15,600
前 払 費 用	500	800	貸 倒 引 当 金	670	600
未 収 収 益	30	30	減価償却累計額	17,100	20,010
建 物	55,000	55,000	資 本 金	（　　　）	（　⑥　）
備 品	14,000	14,000	利 益 準 備 金	20,000	（　⑦　）
土 地	100,000	100,000	繰 越 利 益 剰 余 金	62,500	（　⑧　）
投 資 有 価 証 券	3,775	（　③　）	売 上	―	998,500
関 係 会 社 株 式	（　①　）	14,000	受 取 利 息	―	（　⑨　）
貸 付 金	66,000	66,000	有 価 証 券 利 息	―	（　⑩　）
仕 入	―	620,000	受 取 配 当 金	―	700
商 品 評 価 損	―	2,500			
給 料	―	120,000			
賞 与 手 当	―	45,000			
賞 与 引 当 金 繰 入	―	15,600			
貸 倒 引 当 金 繰 入	―	（　④　）			
減 価 償 却 費	―	（　⑤　）			
そ の 他 営 業 費	―	72,550			
関 係 会 社 株 式 売 却 損	―	900			
法 人 税 等	―	42,700			
合 計	（　　　）	（　　　）	合 計	（　　　）	（　　　）

（資料２）期中取引及び決算整理事項等

1．商品

(1) 期中取引

① 当期における現金売上は84,000円であった。

② 期首売上債権のうち500円が貸倒れとなった。

③ 当期における現金仕入は252,400円であった。

(2) 期末商品

期末商品の帳簿棚卸高は25,000円であり、正味売却価額は（各自推算）円であった。なお、減耗は生じていない。

2．貸付金

貸付金の期首残高66,000円は前期に貸付けたものであり、当該貸付けに関する利率は年3.5%、利払日は年1回3月末日であり現金にて受取っている。

3．有価証券

決算整理前残高試算表の投資有価証券及び関係会社株式は以下のとおりである。

（単位：円）

	帳 簿 価 額	期 末 時 価	保 有 目 的
A 社 株 式	14,000	14,300	関係会社株式（注１）
B 社 社 債	3,775	4,050	満期保有目的債券（注２）

（注１） 期中において一部（帳簿価額9,000円）を売却し、代金は現金により受取っている。なお、売却はこれ以外にはない。

（注２） 当該社債は前期7月1日に、額面金額：4,000円、利率：年3％、利払日：6月及び12月の各末日の条件で購入したものである。なお、当該社債は3年満期のものであり、額面金額と取得価額との差額は、金利の調整と認められるため償却原価法（定額法）を適用する。また、未収収益はすべてB社社債に係るものである。

4．剰余金の配当等

5月29日に開催された株主総会において、以下の剰余金の配当等が決議された。当該配当金については、現金にて支払済みである。

配　当　金：（各自推算）円

利益準備金：　　3,500円

5．損益の見越・繰延

資料から各自推定すること。なお、前払費用はすべてその他営業費に係るものである。

6．法人税等

期末において、法人税等を42,700円計上する。

7．その他

上記以外の取引については資料から各自推定すること。

（資料3）キャッシュ・フロー計算書の作成に関する注意事項

　1．「現金及び現金同等物」は「現金預金」だけが該当する。

　2．受取利息、有価証券利息、受取配当金に関しては一括して「営業活動によるキャッシュ・フロー」の区分に記載する。

　3．キャッシュ・フローの減少額については、金額の前に「△」の符号を記載すること。

　4．直接法によるキャッシュ・フロー計算書における「人件費の支出」は「給料」「賞与」が該当し、「その他の営業支出」は「その他営業費」が該当する。

●簿記論　総合計算問題集（基礎編）

問　題　15

　甲株式会社(以下「甲社」という。)は、国内で商品の卸売業を営み当期より一部の商品を海外に輸出している。甲社の当期(自X10年4月1日　至X11年3月31日)について、【資料1】に示すX11年3月31日現在の決算整理前残高試算表、【資料2】に示す修正及び決算整理事項等及び【資料3】決算整理前残高試算表の勘定科目の内訳に基づいて【資料4】決算整理後残高試算表の1～35までの金額を答えなさい。

(解答上の留意事項)

1　解答金額については、問題文の金額の数値のように3桁ごとにカンマで区切り、マイナスとなる場合には、数値の前に△を付しなさい。この方法によっていない場合には正解としないので注意すること。

2　期間による計算が生じる場合には月割り計算によることとし、円未満の端数が生じた場合には、円未満を切捨てること。

3　甲社が販売している商品は、A商品及びB商品である。A商品は店舗で卸売販売する商品、B商品は店舗で卸売販売する商品及び輸出用の商品である。なお、棚卸資産の評価については、「棚卸資産の評価に関する会計基準」を適用し、収益性の低下に基づく簿価切下額については商品評価損として処理し、棚卸減耗による損失については棚卸減耗損として処理する。

4　有価証券の期末評価は、金融商品に関する会計基準及び実務指針等に基づき処理を行い、その他有価証券の評価差額は全部純資産直入法により処理し、税効果会計を適用すること。

5　未払消費税等は、仮払消費税等と仮受消費税等を相殺後に、中間納付額を控除して計上する。

6　税効果会計については、適用する旨の記載がある項目についてのみ適用し、記載のない項目については考慮する必要はない。なお、適用に当たっては、繰延税金資産の回収可能性に問題はないものとし、法定実効税率は35％として計算する。また、当期の法人税等の確定年税額は、40,455,000円である。

決算整理前残高試算表

X11年3月31日 　　　　　　　　　　　　（単位：円）

借　　　　方		貸　　　　方	
勘　定　科　目	金　　額	勘　定　科　目	金　　額
現　　　　　　　金	70,560	支　払　手　形	1,714,000
当　座　預　金	101,394,037	買　　掛　　金	29,111,600
受　取　手　形	8,050,000	預　　り　　金	1,249,520
国　内　売　掛　金	35,178,000	仮　受　消　費　税　等	77,590,600
外　貨　建　売　掛　金	33,360,000	賞　与　引　当　金	10,065,000
仮　　払　　金	36,866,000	貸　倒　引　当　金	416,000
仮　払　消　費　税　等	56,066,428	未　払　費　用	785,600
商　　　　　　品	33,847,500	社　　　　　債	4,907,193
建　　　　　　物	77,000,000	借　　入　　金	270,000
建　物　附　属　設　備	12,000,000	退　職　給　付　引　当　金	8,284,500
土　　　　　　地	21,000,000	建物減価償却累計額	14,672,500
投　資　有　価　証　券	13,330,000	建物附属設備減価償却累計額	6,599,500
繰　延　税　金　資　産	6,422,325	資　　本　　金	42,000,000
仕　　　　　　入	415,200,000	資　本　準　備　金	16,000,000
人　　件　　費	162,245,040	利　益　準　備　金	2,500,000
営　　業　　費	145,464,281	繰　越　利　益　剰　余　金	127,687,106
租　税　公　課	678,000	売　　上　　高	775,906,000
為　替　差　損　益	646,000	輸　出　売　上　高	39,420,000
手　形　売　却　損	265,000		
支　払　利　息	10,260		
社　債　利　息	85,688		
合　　　　計	1,159,179,119	合　　　　計	1,159,179,119

【資料２】　修正及び決算整理事項等

1　当座預金に関する事項

　　当座預金の３月中の取引記帳の状況は以下のとおりである。

(1)　当座預金の総勘定元帳

（単位：円）

日　付	借　方	貸　方	管理番号	摘　要
３月15日	572,000			売掛金の回収
３月20日		220,000	小切手No.106	※１
３月25日		5,740,820		※２
３月31日		1,927,200		営業費の支払
３月31日		550,000	手形No.2121	手形代金の支払
３月31日		420,000	手形No.2122	手形代金の支払
３月31日		352,000	小切手No.107	買掛金の支払
３月31日		550,000	小切手No.108	買掛金の支払

(2)　当座勘定照合表

（単位：円）

日　付	出　金	入　金	小切手・手形No.	摘　要
３月10日		1,200,000		手形の取立（Ｓ商事）
３月10日	478,960			※３
３月15日		572,000		売掛金の回収
３月16日	14,000,000			Ａ社株式の代金
３月20日	220,000		小切手No.106	※１
３月20日	480,000			※４
３月25日	5,740,820			※２
３月31日	1,927,200			営業費の支払
３月31日	75,000			社債利息の支払
３月31日	1,541,120			※５
３月31日	550,000		手形No.2121	

※１　２月に裏書きをしていたＦ商事の３月20日期日の手形が不渡りとなり、遡求権の行使を
　　　受けたため、小切手を振出したが、仮払金として記帳していた。なお、Ｆ商事は３月20日
　　　付けで民事再生手続きの開始決定がなされた。

－68－

※2　3月分給料の支払いの内訳は以下のとおりである。

　　　給料支払額　　　　　　　　6,968,000円

　　　源泉所得税額　　　　　　　△456,300円

　　　社会保険料従業員負担額　　△770,880円(注)

　　　差引支給額　　　　　　　　5,740,820円

　　（注）　同額を未払費用計上し、人件費に含めて処理すること。

※3　給与源泉所得税額の支払い

※4　2月に割り引いていたF商事の3月20日期日の手形であり、その買戻し金が預金口座から引き落とされている。

※5　2月分給与に係る社会保険料額の自動引き落とし額

2　受取手形に関する事項

　　いずれも国内取引に伴って生じた手形であり、決算整理前残高試算表の内訳は次のとおりである。なお、割引手形、裏書手形は割引時及び裏書時に受取手形勘定から直接控除する形式で記帳されている。

振　出　人	手持手形	取立手形	割引手形	裏書手形
S　商　事	500,000円	2,200,000円	650,000円	450,000円
T　商　事	600,000円	1,300,000円	550,000円	300,000円
F　商　事	300,000円	900,000円	480,000円	220,000円
そ　の　他	250,000円	2,000,000円	350,000円	150,000円
合　　　計	1,650,000円	6,400,000円	2,030,000円	1,120,000円

3　外貨建売掛金等に関する事項

(1)　外貨建売掛金の内訳は以下のとおりである。

①　海外企業X社　18,000,000円

　　240,000ドルを売り上げたが、60,000ドルの入金があり、残額の180,000ドルを計上したものである。当該外貨建売掛金はX11年4月30日に入金される予定である。

　　円高が進行し決済金額の減少を懸念して、3月1日に4月30日の決済額に対して為替予約契約（決済日：X11年4月30日）を締結したが、為替予約に関する会計処理は行われていない。なお、当該為替予約の会計処理は振当処理によるものとし、直先差額の配分は月割計算で行う。

②　海外企業Y社　15,360,000円

　　160,000ドルを売り上げた際に計上したものである。当該外貨建売掛金はX11年5月31日に入金される予定である。

(2) 直物為替レート及び先物為替レートの変動

	直物為替レート	先物為替レート （決済日4月30日）
X11年3月1日	99.8円／ドル	100円／ドル
3月31日	95円／ドル	94円／ドル

4 商品に関する事項

商品の棚卸高は以下のとおりである。

(1) 手許商品

① A商品

	期　首		期　末	
	個　数	単価(取得価額)	個　数	単価(取得価額)
帳簿棚卸高	3,800個	6,500円	2,995個	6,500円
	個　数	単価(正味売却価額)	個　数	単価(正味売却価額)
実地棚卸高	3,765個	6,400円	2,950個	6,450円

② B商品

	期　首		期　末	
	個　数	単価(取得価額)	個　数	単価(取得価額)
帳簿棚卸高	3,000個	3,300円	14,790個	3,300円
	個　数	単価(正味売却価額)	個　数	単価(正味売却価額)
実地棚卸高	2,955個	6,400円	14,780個	6,350円

5 固定資産に関する事項

決算整理前残高試算表の固定資産に関する資料は以下のとおりである。

勘定科目	用　途	取得価額	期首帳簿価額	耐用年数	事業供用日
建　　物	事　務　所	（　　　　）円	39,010,000円	50年	X1年10月1日
	倉　　庫	（　　　　）円	（　　　　）円	38年	X2年1月1日
建物附属設備	事務所用	5,000,000円	2,152,500円	15年	X1年10月1日
	倉庫用Ⅰ	2,100,000円	（　　　　）円	15年	X2年4月1日
	倉庫用Ⅱ	4,900,000円	（　　　　）円	15年	X2年4月1日

減価償却方法は定額法を適用し、残存価額は0円とする。

(1) 減価償却計算は以下の償却率表により行う。

耐用年数	15年	38年	50年
定額法	0.067	0.027	0.020

(2) 当期2月よりB商品を輸出するため、倉庫用建物附属設備の入替工事を行った。この工事に伴い、既存の建物附属設備（倉庫用Ⅰ）を12月に除却しているが未処理であった。

また、倉庫用建物附属設備の入替工事に関する請求書の内容等は以下のとおりであるが、内金入金額を仮払金として処理したのみである。

建物附属設備代金（倉庫用Ⅲ）	6,750,000円
既存建物附属設備除去費用	1,350,000円
合計	8,100,000円
内金入金額	2,000,000円
差引請求額	6,100,000円（支払日：X11年4月30日）

建物附属設備（倉庫用Ⅲ）は2月より事業の用に供しており除却した建物附属設備（倉庫用Ⅰ）と同じ方法により減価償却計算を行う。

6 投資有価証券に関する事項

決算整理前残高試算表の投資有価証券の内訳は以下のとおりである。なお、前期において投資有価証券はすべて「その他有価証券」に該当する。

銘　柄	評価前帳簿価額	市場価格	備　考
A 社 株 式	7,500,000円	22,000,000円	（注）
B 社 株 式	1,030,000円	9,750ドル	―
C 社 株 式	4,800,000円	―	―

（注）　A社株式は前期以前より保有しており、当期において追加購入を行ったが、一切の記帳を行っていない。なお、この追加購入によりA社は甲社の関連会社に該当することになった。

7 社債に関する事項

X9年10月1日に額面金額5,000,000円（50,000口）の社債を1口当たり97.72円で割引発行を行った。なお、利息については毎年9月末日及び3月末日に支払うことになっているが、3月末日の利払日については未処理であった。また、額面金額と発行価額の差額は利息法（実効利子率：年3.5%）による償却原価法により計算すること。

8 貸倒引当金に関する事項

破産更生債権等については、債権残高の100%の貸倒引当金を計上する。一般債権（受取手形、国内売掛金、外貨建売掛金を対象とし、割引手形及び裏書手形を含める。）については貸倒実績率2%として貸倒引当金を計算し、差額補充法により処理する。

なお、破産更生債権等の貸倒引当金の税法上の繰入限度額は50%であり、限度超過額については税効果会計を適用すること。

9 賞与引当金に関する事項

甲社の賞与支給対象期間は毎年6月から11月と12月から5月であり、支給月は12月と6月である。X11年6月の賞与支給見込額のうち、当期に帰属する金額は9,200,000円と計算された。当該賞与引当金に対する法定福利費の会社負担分は、当該金額の10%として計算し、賞与引当金に含めて計上すること。なお、賞与引当金（法定福利費を含む）については税効果会計を適用すること。

10　退職給付引当金に関する事項

　　当期の退職給付引当金の計算に関する資料は以下のとおりである。

　　勤務費用　　　　　　　　　　　　559,200円

　　利息費用　　　　　　　　　　　　287,500円

　　期待運用収益　　　　　　　　　　154,200円

　　未認識数理計算上の差異の償却額　120,000円

　　「未認識数理計算上の差異の償却額」は、前期末までに計算された未認識数理計算上の差異を償却したものであり、前期末において未認識数理計算上の差異は、退職給付引当金の積立超過額として計算されている。なお、退職給付引当金については税効果会計を適用すること。

【資料3】　決算整理前残高試算表の勘定科目の内訳

勘　定　科　目	内　　　　　訳	
現金	通貨　　70,560円 　なお、期末日現在、通貨及び手持手形のほか下記のものが金庫内に保管されている。 　　小切手№107	352,000円
	収入印紙	25,000円
繰延税金資産	前期末残高	
仮払金	遡求権の行使による小切手振出額	220,000円
	法人税等の中間納付額	20,218,000円
	消費税等の中間納付額	14,428,000円
	倉庫用建物附属設備の入替工事に関する内金	2,000,000円
預り金	2月分給与に係る源泉所得税額　478,960円	
	2月分給与に係る社会保険料従業員負担額　770,560円	
貸倒引当金	前期末の一般債権に対するもの	
賞与引当金	前期末に計上した賞与引当金繰入額　9,150,000円	
	前期末に計上した賞与見込額に対する法定福利費　915,000円	
未払費用	前期末に計上した3月分給与に対する法定福利費	
退職給付引当金	前期末残高	
人件費	給料手当　　　103,901,280円	
	退職金　　　　2,100,000円	
	賞与　　　　 35,737,600円	
	企業年金掛金　2,000,000円	
	その他の人件費 18,506,160円	
租税公課	固定資産税	378,000円
	収入印紙の当期購入額	300,000円

【資料4】 決算整理後残高試算表(X11年3月31日現在)

(単位:円)

借 方		貸 方	
勘 定 科 目	金 額	勘 定 科 目	金 額
現　　　　　金		支 払 手 形	23
当 座 預 金	1	買 掛 金	24
受 取 手 形	2	未 払 金	25
国 内 売 掛 金		未 払 費 用	26
外 貨 建 売 掛 金	3	未 払 消 費 税 等	27
商　　　　　品	4	未 払 法 人 税 等	28
貯 蔵 品	5	預 り 金	29
建　　　　　物	6	前 受 収 益	30
建 物 附 属 設 備	7	賞 与 引 当 金	
土　　　　　地		貸 倒 引 当 金	31
投 資 有 価 証 券	8	借 入 金	
関 係 会 社 株 式	9	社　　　　　債	32
破 産 更 生 債 権 等	10	退 職 給 付 引 当 金	33
繰 延 税 金 資 産	11	建 物 減 価 償 却 累 計 額	34
仕　　　　　入	12	建物附属設備減価償却累計額	
棚 卸 減 耗 損	13	資 本 金	
商 品 評 価 損	14	資 本 準 備 金	
人 件 費	15	利 益 準 備 金	
営 業 費		繰 越 利 益 剰 余 金	
租 税 公 課	16	その他有価証券評価差額金	35
貸 倒 引 当 金 繰 入	17	売 上 高	
減 価 償 却 費	18	輸 出 売 上 高	
為 替 差 損 益	19		
手 形 売 却 損			
支 払 利 息			
社 債 利 息	20		
固 定 資 産 除 却 損	21		
法 人 税 等			
法 人 税 等 調 整 額	22		
合 計		合 計	

問　　題　　16

問　題　16

国内にて単一商品の卸売業を営む菊蔵産業株式会社(以下「当社」という。)における以下の資料に基づき、(資料3)決算整理後残高試算表の1〜32の金額を答えなさい。なお、解答金額がマイナスとなる場合には、数値の前に「△」を付すこと。

(解答留意事項)

1. 会計期間はX5年4月1日からX6年3月31日(X5年度)である。

2. 消費税等は税抜経理方式により処理している。なお、消費税等についての修正は(税込み)と記載があるもののみ必要に応じて税率10％で税額計算を行うこと。

3. 税効果会計は法定実効税率を35％とし、その他有価証券のみ考慮すること。

4. 期間計算を行う場合には、月割計算で行うものとし、1ヶ月未満の期間が生じた場合にはこれを1ヶ月として計算すること。

5. 計算の過程で千円未満の端数が生じた場合には切り上げ処理すること。

6. 問題文中に与えられている資料以外については考慮する必要はない。

(資料1) 決算整理前残高試算表

決算整理前残高試算表
X6年3月31日　　　　　　　　　(単位：千円)

借方		貸方	
現　金　預　金	93,439	支　払　手　形	70,400
受　取　手　形	86,460	買　掛　金	115,720
売　掛　金	169,539	未　払　金	1,640
仮　払　金	83,880	仮　受　金	5,400
仮 払 消 費 税 等	103,600	仮 受 消 費 税 等	136,640
繰　越　商　品	94,400	貸 倒 引 当 金	5,154
貸　付　金	25,000	賞 与 引 当 金	11,600
建　　　物	82,500	借　入　金	110,000
備　　　品	2,340	退 職 給 付 引 当 金	60,350
車　　　両	8,331	資　本　金	275,000
土　　　地	248,970	利 益 準 備 金	22,800
投 資 有 価 証 券	49,856	繰 越 利 益 剰 余 金	10,545
仕　　　入	909,600	新 株 予 約 権	2,000
販　管　費	126,859	売　　　上	1,369,119
給　料　手　当	108,000	受 取 利 息 配 当 金	2,670
貸　倒　損　失	2,500	有 価 証 券 利 息	1,186
支　払　利　息	4,950		
	2,200,224		2,200,224

（資料２）決算整理事項等

1．商品売買に関する事項

(1)　当社では仕入時及び下記(2)を除く売上時の処理は適正に行っているが、返品等の処理は行っていない。なお、商品売買はすべて掛により行われている。

仕入先との取引概要(原価・税込み)		得意先との取引概要(売価・税込み)	
品違いによる返品	1,760千円	数量違いによる返品	1,320千円

(2)　当社は、通常、Ａ商品、Ｂ商品及びＣ商品を独立して販売しており、次の独立販売価格を設定している。

	独立販売価格
Ａ商品	90千円
Ｂ商品	60千円
Ｃ商品	50千円
合　計	200千円

当社はX6年３月にＡ商品、Ｂ商品及びＣ商品をセット販売(セット販売価格180千円)する契約を新規顧客である乙社と締結した。当社は、それぞれの商品に係る履行義務を異なる時点で充足することとしている。当社はX6年３月31日までにＡ商品の引渡しが完了しているが、未処理である。

(3)　商品の期末棚卸状況は以下のとおりであり、帳簿棚卸高と実地棚卸高の差額は減耗によるものである。

	期末棚卸高
帳　簿　棚　卸　高	90,400千円
実　地　棚　卸　高	90,000千円

2．現金預金に関する事項

決算整理前残高試算表の現金預金は現金と当座預金の合計額である。期末における現金の実際有高は3,287千円であるが、下記3.(3)修正後における現金帳簿残高との間に差異10千円が生じたため雑損失として計上すること。また、期末に銀行より取り寄せた残高証明書金額は95,322千円であり、当座帳簿残高との間に差異が生じているため両者が一致するように調整すること。

(1)　３月31日の入金額800千円を夜間金庫に預入れているが、銀行側での入金処理は翌日扱いとなっている。

(2)　自動引落しにより銀行口座から販管費(各自推算)千円(税込み)が支払われているが当社へ未通知であった。

(3)　商品仕入に伴う掛代金の支払いのために振出した小切手のうち、4,400千円(税込み)が仕入先に未渡しであり、2,640千円(税込み)が仕入先において銀行に未呈示であった。また、下記4.(注3)の車両買換えに伴い振出した小切手についても未渡しであった。

(4)　銀行に取立依頼した得意先㈱伊勢崎振出の約束手形3,300千円につき、3月中に満期日を迎えたため入金確認前に決済に伴う処理を行っていたが、満期日において㈱伊勢崎からの支払が滞っており決算日現在不渡りとなっている。

(5)　売掛金の回収として受取った小切手880千円を直ちに銀行口座に預入れたが、当社では貸借逆に仕訳を行っていた。

3．有価証券に関する事項

当社が期末に保有する株式及び債券は以下のとおりである。なお、その他有価証券の時価評価は全部純資産直入法により行うこと。

銘　柄	取得原価	前期末時価	当期末時価	保有目的
㈱大宮株式	15,000千円	12,800千円	7,200千円	その他有価証券
㈱浦和社債	20,000千円	20,030千円	19,700千円	その他有価証券
㈱与野社債	14,830千円	——	14,800千円	満期保有目的の債券

(1)　㈱大宮株式の当期末の時価は著しく下落しており、取得原価までの回復は見込めない。なお、この評価差額は税務上も損金経理することが認められる。

(2)　㈱浦和社債は前期12月1日に額面金額にて取得したものであり、利払日は5月、11月の各末日、クーポン利率は年6％である。

(3)　㈱与野社債は当期首に発行と同時に取得したものであり、取得原価と額面金額15,000千円の差額が金利調整差額のため、利息法による償却原価法を適用している。なお、利払日は9月、3月の各末日、クーポン利率は年（各自推算）％、実効利子率は年5.2％であるが、当期3月末における利払日の処理が未処理である。

4．固定資産に関する事項

決算整理前残高試算表の固定資産の内訳は以下のとおりである。なお、過去の償却は適正に行われている。

	残存価額	償却方法	耐用年数	償却率	備考
建　物	ゼロ	定　額　法	30年	年0.034	（注1）
備　品		定率法から定額法へ変更	5年	年0.400	（注2）
車　両		定　率　法	6年	年0.333	（注3）

（注1）　取得時から前期末までに10年が経過している。

（注2）　備品については定率法による償却を行ってきたが、当期から定額法による減価償却に変更したため、残存耐用年数3年(定額法償却率年0.334)で減価償却計算を行う。

(注3) 当期3月21日に車両のうち一部(期首帳簿価額1,582千円)を3,080千円(税込み)にて下取りに出し、代替として新車両を5,280千円(税込み)で取得したが、当社は下取価額を除いた実際支払額(560千円は当社振出の小切手で、残額は翌期に支払う。)をもって以下に示す処理を行ったのみである。なお、新車両は取得月より事業の用に供しており、従来分と同様の減価償却方法とする。

(車　　　　両)	2,000,000	(現　金　預　金)	560,000
(仮払消費税等)	200,000	(未　　払　　金)	1,640,000

5．新株予約権に関する事項

　　決算整理前残高試算表の新株予約権勘定は前期において以下の条件で発行したものである。

　　なお、権利行使時の処理については、払込金額を仮受金として処理したのみである。

　　〈発行条件〉

　　・新株予約権の目的となる株式の数　800株

　　・発行する新株予約権の総数　400個(1個あたり2株発行)

　　・新株予約権の発行価額　1個あたり(各自推算)円

　　・新株予約権の権利行使時の払込金額　1株あたり22,500円

　　当期中に新株予約権の発行後初めて120個が権利行使され、新株を発行した。なお、払込金額は当座預金口座に預入れた。資本金組入額は会社法に規定する原則額とする。

6．退職給付会計に関する事項

　　当社では以前より「退職給付に関する会計基準」を適用しているが、期中における年金基金への掛金拠出時及び一時金支払時に支払額をもって仮払金として処理を行っていた。なお、期首における退職給付引当金の設定を失念している。また、数理計算上の差異は発生年度より10年間で定額法により償却している。

　(1)　期首適正額

　　　退職給付債務：172,300千円(割引率：年3％、当期の勤務費用は20,846千円)

　　　年金資産：111,500千円(長期期待運用収益率：年4％)

　　　前期発生の未認識数理計算上の差異(不利差異)：450千円

　(2)　期中支払

　　　一時金支払額：4,000千円、年金掛金拠出額：9,000千円

　　　年金支給額：2,000千円

　(3)　期末実際額

　　　退職給付債務：193,315千円、年金資産：123,460千円

7．貸倒引当金に関する事項

当社では金銭債権を「一般債権」「貸倒懸念債権」「破産更生債権等」に区分して貸倒引当金を以下のとおり設定している。

(1)　一般債権

期末における受取手形、売掛金は一般債権として過去の貸倒実績率２％をもって差額補充法により貸倒引当金を設定すること。なお、前期末に一般債権に対して設定した貸倒引当金は5,154千円であるが、期中に前期発生売掛金1,650千円(税込み)、当期発生売掛金1,100千円(税込み)が貸倒れた際、以下のとおりに処理しているため、適正に修正すること。

　　　　　（貸　倒　損　失）2,500,000　　　（売　　掛　　金）2,750,000
　　　　　（仮 受 消 費 税 等）　250,000

(2)　貸倒懸念債権

決算整理前残高試算表の貸付金は、前々期の４月より㈱大宮に貸付期間５年、利払日を年１回３月末日とする条件により貸付けたものであるが、当期末において㈱大宮から条件緩和の申し出があり、翌期より契約利率を年３％へ引下げる処置を行っている。当該貸付金には当期末よりキャッシュ・フロー見積法により貸倒引当金を設定する。なお、当該貸付金の当期末時点における割引現在価値の金額は23,847千円である。

(3)　破産更生債権等

上記２.(4)の㈱伊勢崎に対する債権は破産更生債権等として計上する。また、保証を取付けていた金額2,060千円を控除した残額をもって貸倒引当金を設定すること。なお、前期末において破産更生債権等に該当する債権はなかった。

8．その他に関する事項

(1)　決算整理前残高試算表の仮払金の内訳は以下のとおりである。

①　当期中に行った借入金の返済代金　10,000千円

②　当期に支払った賞与支給額　35,400千円(給料手当勘定使用)

なお、翌期の賞与支給見込額18,000千円(支給対象期間は当期12月から翌期５月)のうち当期対応分を引当金計上する。また、当期支払時において賞与引当金の取崩しを行っていない。

③　退職給付に係る年金掛金拠出額及び一時金支払額　（各自推算）千円

④　残額は法人税等の中間納付額である。

(2)　上記資料中から判明する以外の経過勘定項目は以下のとおりである。

未払販管費：752千円、前払販管費：361千円、未払利息：1,500千円

(3)　当期の法人税等の確定申告納付税額は24,411千円である。

（資料３）決算整理後残高試算表（X6年３月31日現在）

（単位：千円）

借　　　方		貸　　　方	
勘　定　科　目	金　　額	勘　定　科　目	金　　額
現　金　預　金	1	支　払　手　形	
受　取　手　形		買　掛　金	21
売　掛　金	2	借　入　金	
繰　越　商　品	3	未　払　金	22
前　払　費　用		未　払　費　用	
未　収　収　益	4	未　払　法　人　税　等	23
貸　付　金		未　払　消　費　税　等	24
建　　　物	5	貸　倒　引　当　金	25
備　　　品	6	賞　与　引　当　金	
車　　　両	7	退　職　給　付　引　当　金	26
土　　　地		資　本　金	27
投　資　有　価　証　券	8	利　益　準　備　金	
破　産　更　生　債　権　等	9	繰　越　利　益　剰　余　金	
繰　延　税　金　資　産	10	その他有価証券評価差額金	28
仕　　　入	11	新　株　予　約　権	29
販　管　費		売　　　上	30
給　料　手　当	12	受　取　利　息　配　当　金	
賞　与　引　当　金　繰　入	13	有　価　証　券　利　息	31
退　職　給　付　費　用	14	車　両　売　却　益	32
減　価　償　却　費	15		
貸　倒　損　失	16		
貸　倒　引　当　金　繰　入	17		
棚　卸　減　耗　損			
支　払　利　息	18		
雑　損　失	19		
投資有価証券評価損益	20		
法　人　税　等			
合　　　計		合　　　計	

問　題　17

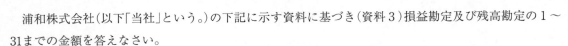

問　題　17

　浦和株式会社(以下「当社」という。)の下記に示す資料に基づき(資料3)損益勘定及び残高勘定の1～31までの金額を答えなさい。

(解答上の留意事項)

　1．当期の会計期間はX4年4月1日からX5年3月31日である。

　2．日数計算はすべて月割りとすること。

　3．計算の途中で千円未満の端数が生じる場合には、計算の最後に切捨てること。

　4．金額は故意に小さくしてある。

　5．資料より判明する事項以外考慮する必要はない。

(資料1) 決算整理前残高試算表

決算整理前残高試算表
X5年3月31日　　　　　　　　　　(単位：千円)

借方	金額	貸方	金額
現　　　　　金	3,073	支 払 手 形	8,980
当　　　　　座	3,245	買 掛 金	14,720
受 取 手 形	5,838	貸 倒 引 当 金	320
売 掛 金	17,722	社　　　　　債	14,250
有 価 証 券	729	リ ー ス 債 務	(各自推算)
繰 越 商 品	16,200	繰 延 税 金 負 債	(各自推算)
試 用 品	20,520	減 価 償 却 累 計 額	9,125
仮 払 金	200	資 本 金	32,000
仮 払 法 人 税 等	1,640	圧 縮 積 立 金	585
建　　　　　物	20,000	繰 越 利 益 剰 余 金	9,110
建 物 附 属 設 備	3,000	一 般 売 上	118,575
機 械 装 置	5,000	試 用 品 売 上	23,040
備 品	(各自推算)	受 取 配 当 金	85
土 地	(各自推算)		
リ ー ス 資 産	(各自推算)		
投 資 有 価 証 券	1,230		
繰 延 税 金 資 産	56		
仕　　　　　入	90,540		
販 売 管 理 費	15,620		
貸 倒 損 失	532		
社 債 利 息	(各自推算)		
社 債 償 還 損	5,700		
	(各自推算)		(各自推算)

（資料２）決算整理事項等

1．当座に関する事項

　　当座預金については、２月末時点において総勘定元帳の残高と当座勘定照合表の残高は一致している。３月中の取引及び記帳の状況は以下のとおりである。

(1) 総勘定元帳

（単位：千円）

日　付	借　方	貸　方	残　高	小切手No.等	摘　　要
３月５日	1,200				売掛金の入金
10日		800			支払手形決済
13日	500			手No.210	受取手形決済
30日		54	省略	小No.5	買掛金決済※1
31日		28		小No.8	販売管理費支払※2
31日		200			リース料支払
31日		（各自推算）			社債利息支払
31日	100		3,245		夜間金庫に預入

　　※1　決算日現在当社の手許にある。

　　※2　取引先が銀行に未呈示である。

(2) 当座勘定照合表

（単位：千円）

日　付	入　金	出　金	残　高	小切手No.等	摘　　要
３月５日	1,200				売掛金の入金
10日		800			支払手形決済
13日	500		省略	手No.210	受取手形決済
30日		（各自推算）			販売管理費支払
31日		200			リース料支払
31日		（各自推算）	3,208		社債利息支払

2．商品売買に関する事項

(1) 販売形態等

　　当社は単一の商品を仕入れ、従来より一般販売、当期から試用販売（原価率75％）を行っている。

　　なお、試用販売の記帳方法は手許商品区分法による分割法を採用している。

(2) 手許商品棚卸高

（単位：千円）

	帳簿棚卸原価	実地棚卸原価
前期末	16,500	16,200
当期末	11,880	11,448

(3) 当社は新規の大口顧客である乙社と、商品を1個当たり9千円で販売する契約をX5年3月1日に締結した。当社は乙社に3月中に40個販売しており、以下の仕訳を行っている。

　　　（売　　掛　　金）　360,000　　　（一　般　売　上）　360,000

　　この契約における対価には変動性があり、乙社がX5年5月31日までの3ヶ月間で100個以上購入する場合には、1個当たりの価格を遡及的に8.5千円に減額すると定めている。当社は決算において乙社の3ヶ月間の購入数量は120個（期待値）と見積り、1個当たりの価格を8.5千円に減額することが必要になると判断した。

(4) 当社は、試用期間を超えて返品又は買取りの意思表示がないものについては売上を計上している。期末において試用期間を超えて返品又は買取りの意思表示がないものが1,080千円（原価）あるが、未処理である。なお、試送した商品について減耗はなかった。

3．手形に関する事項

　　売掛金162千円の回収のため、得意先振出の約束手形を受取っていたがその処理を失念していた。

4．社債に関する事項

(1) 決算整理前残高試算表の社債は以前、額面金額@100円、発行価額@94円、発行口数150,000口、償還期間3年、約定利子率年3％、利払日9月及び3月の各末日として発行したものである。なお、償還期限はX6年9月30日であり、償却原価法（定額法）を適用する。

(2) 当期9月30日に、発行後初めて60,000口を@95円で買入償還を行い小切手を振出して支払ったが、以下の仕訳を行っている。なお、利払日の処理は9月及び3月ともに適正に行われている。

　　　（社 債 償 還 損）　5,700,000　　　（当　　　　　座）　5,700,000

5．有価証券に関する事項

(1) 当社が期末に保有する有価証券は、売買目的有価証券とその他有価証券である。

(2) 配当金を受取った際に源泉所得税15千円を控除した金額で計上しているため、総額で計上すること。なお、源泉所得税については仮払法人税等として処理すること。

(3) 売買目的有価証券は4,800ドルで取得したA社株式と（各自推算）ドルで取得したB社株式の2種類であり、期末における時価はそれぞれ5,000ドルと2,000ドルである。なお、当期の決算日レートは1ドル＝110円である。

(4) その他有価証券は甲社株式のみであり、期末における時価は1,210千円である。なお、評価差額の処理は全部純資産直入法を採用し、税効果会計を適用すること。

6．固定資産に関する事項

　決算整理前残高試算表の有形固定資産は次のとおりである。

　減価償却については、建物は残存価額を取得価額の10％とし、それ以外の資産については、残存価額を０円とする定額法により計算している。なお、過年度の償却計算はすべて適正に行われている。

科　　　　目	取得価額(千円)	耐用年数(年)	備　　考
建　　　　　物	20,000	40	(注１)
建 物 附 属 設 備	3,000	10	(注２)
機 械 装 置	5,000	10	(注３)
備　　　　　品	(各自推算)	8	(注４)

（注１）　建物の取得から前期末までの経過期間は17年である。

（注２）　建物附属設備はX4年４月１日より賃借した倉庫内に設置した内装設備である。

　　　　　当該建物附属設備は賃借期間(10年)終了時に除去(原状回復)することが契約で要求されており、原状回復費用は500千円と見積られている。なお、資産除去債務の計上が未処理である。資産除去債務の算定に際して用いられる割引率は年２％、期間10年の現価係数は0.82とする。税効果会計を適用すること。

（注３）　機械装置は、X3年４月１日に国庫補助金の交付を受けて取得したものである。

　　　　　国庫補助金相当額について積立金方式により圧縮記帳を行っており、圧縮積立金は、会計上の減価償却費と税務上の減価償却費(直接減額による減価償却費)の差額について取崩しを行うものとし、税効果会計を適用すること。

（注４）　備品の取得から前期末までの経過期間は３年３ヶ月である。

7．リース取引に関する事項

　X4年４月１日に、ファイナンス・リース契約により備品を借り受けた。当該リース契約に関する条件は以下のとおりである。なお、リース料支払時には仮払金で処理を行っていた。

(1)　リース期間：４年

(2)　リース料：年額200千円(毎年３月31日に後払い)

(3)　当社の見積現金購入価額：780千円

(4)　リース料総額の現在価値：(各自推算)千円

(5)　リース資産の経済的耐用年数：５年

(6)　所有権移転条項及び割安購入選択権はなく、特別仕様のものでもない。

(7)　利息相当額の各期への配分方法は定額法により計算を行う。

(8)　追加借入利子率：年２％

(9)　年２％で期間４年の年金現価係数は3.80とする。

8. 貸倒引当金に関する事項

(1) 決算整理前残高試算表の貸倒引当金は、全額一般債権に係るものである。

(2) 前期発生売掛金207千円(一般債権)が貸倒れたが、期中貸倒れた金額のすべてを貸倒損失としているため修正すること。なお、前期発生売掛金で貸倒れたものはこれのみである。

(3) 期末受取手形及び売掛金(全額一般債権)に対して、貸倒実績率に基づき1.8%の貸倒引当金を差額補充法により設定する。

(4) 税務上における前期の繰入限度超過額は160千円、当期の繰入限度超過額は200千円であるため、税効果会計を適用すること。

9. 法人税等に関する事項

当期の確定年税額は、4,320千円である。

10. 税効果会計に関する事項

(1) 法定実効税率は前期・当期ともに35%とする。

(2) 問題上指示があるもの以外は考慮する必要はない。

(資料3) 損益勘定及び残高勘定

(日付省略) 損 益 (単位:千円)

仕 入	(1)	一 般 売 上	(8)
販 売 管 理 費	(2)	試 用 品 売 上	(9)
棚 卸 減 耗 損	( )	受 取 配 当 金	(10)
減 価 償 却 費	(3)	有価証券評価損益	(11)
利 息 費 用	( )	社 債 償 還 益	(12)
貸 倒 損 失	(4)	法人税等調整額	(13)
貸 倒 引 当 金 繰 入	(5)		
支 払 利 息	(6)		
社 債 利 息	(7)		
法 人 税 等	( )		
繰 越 利 益 剰 余 金	( )		
	( )		( )

現　　　　　金	3,073		支　払　手　形	8,980	
当　　　　　座	(14	)	買　　掛　　金	(	)
受　取　手　形	(15	)	返　金　負　債	(24	)
売　　掛　　金	(16	)	貸　倒　引　当　金	(	)
有　価　証　券	(	)	未　払　法　人　税　等	(25	)
繰　越　商　品	(17	)	社　　　　　債	(26	)
試　　用　　品	(18	)	リ　ー　ス　債　務	(27	)
建　　　　　物	20,000		資　産　除　去　債　務	(28	)
建　物　附　属　設　備	(	)	繰　延　税　金　負　債	(29	)
機　械　装　置	5,000		減　価　償　却　累　計　額	(	)
備　　　　　品	(19	)	資　　本　　金	32,000	
土　　　　　地	(20	)	圧　縮　積　立　金	(30	)
リ　ー　ス　資　産	(	)	繰　越　利　益　剰　余　金	(31	)
投　資　有　価　証　券	(21	)			
繰　延　税　金　資　産	(22	)			
その他有価証券評価差額金	(23	)			
	(	)		(	)

問　題　18

　甲株式会社(以下「甲社」という。)は商品の販売業を営んでいる。甲社のX1年度(自X1年4月1日　至X2年3月31日)の＜資料1＞決算整理前残高試算表、＜資料2＞勘定科目内訳書及び＜資料3＞決算整理事項等の資料に基づき、＜資料4＞貸借対照表及び損益計算書を作成し、1から43までの金額を答案用紙に記入しなさい。

(解答上の留意事項)

　　解答金額については、問題文の決算整理前残高試算表の金額欄の数値のように3桁ごとにカンマで区切り、解答金額がマイナスになる場合には、金額の前に△を付すこと。この方法によっていない場合には正解としないので注意すること。

(問題の前提条件)

1．問題文に特に指示のない限り、会計基準に示す原則的な会計処理に従う。

2．前期以前の会計処理は適正に実行されている。

3．売上は甲社の本社倉庫及び販売店倉庫を出荷した時点で計上し、また、仕入は仕入先より商品が届き、品物の数や品質の検収をした時点で計上している。この処理は妥当なものとして取り扱っている。

4．A商品は販売店で現金販売を行っており、B商品は主に国内の会社に対して販売を行っている。

5．棚卸資産の評価については、棚卸資産の評価に関する会計基準を適用する。通常の販売目的で保有する棚卸資産に関する棚卸減耗による損失及び品質低下による損失については、棚卸減耗損及び収益性低下評価損として表示するものとする。なお、前期末における棚卸資産には、減耗損及び評価損はなかった。

6．その他有価証券を期末評価した際の評価差額は全部純資産直入法により処理をし、税効果会計を適用する。

7．消費税及び地方消費税(以下「消費税等」という。)については、(税込)の記載があるものについてのみ税率10％で税額計算を行うこととし、仮払消費税等と仮受消費税等を相殺し、未払消費税等を計上する。

8．税効果会計については、適用する旨の記載のある項目についてのみ適用し、記載のない項目については考慮する必要はない。法定実効税率は35％として計算する。

　　なお、繰延税金資産の回収可能性及び繰延税金負債の支払可能性については問題はないものとし、繰延税金資産と繰延税金負債は相殺せずに解答すること。

＜資料１＞　決算整理前残高試算表（X2年３月31日現在）

（単位：円）

借　方　科　目	金　　額	貸　方　科　目	金　　額
現　　　　　金	2,590,000	支　払　手　形	84,679,900
当　座　預　金	56,159,984	買　　掛　　金	43,131,600
受　取　手　形	107,090,000	借　　入　　金	60,000,000
売　　掛　　金	64,792,000	未　　払　　金	56,000
商　　　　　品	63,279,500	仮　　受　　金	816,000
貸　　付　　金	10,000,000	仮　受　消　費　税　等	128,819,800
有　価　証　券	22,869,000	貸　倒　引　当　金	540,800
仮　　払　　金	6,420,000	退　職　給　付　引　当　金	（各　自　推　算）
仮　払　消　費　税　等	92,161,800	資　　本　　金	（各　自　推　算）
仮　払　法　人　税　等	3,500,000	資　本　準　備　金	4,000,000
建　　　　　物	46,266,400	利　益　準　備　金	16,050,000
車　両　運　搬　具	4,500,000	別　途　積　立　金	20,000,000
備　　　　　品	2,970,000	繰　越　利　益　剰　余　金	24,584,974
土　　　　　地	60,000,000	Ａ　商　品　売　上　高	333,498,210
建　設　仮　勘　定	（各　自　推　算）	Ｂ　商　品　売　上　高	954,700,000
繰　延　税　金　資　産	19,554,800	有　価　証　券　利　息	37,400
仕　　　　　入	865,798,500	受　取　利　息	250,000
人　　件　　費	294,803,400		
租　税　公　課	2,318,800		
そ　の　他　販　売　費	56,821,500		
支　払　利　息	1,680,000		
合　　　　　計	（各　自　推　算）	合　　　　　計	（各　自　推　算）

<資料2> 勘定科目内訳書

勘 定 科 目	内 訳 等	
商 品	A商品(9,000個)	14,400,000円
	B商品(16,855個)	48,879,500円
仮 払 金	リース料	300,000円
	K社株式購入代金	2,000,000円
	金利スワップの純支払額	120,000円
	掛金拠出額	4,000,000円
建 設 仮 勘 定	土地取得のために支払った手付金の額である。当該土地の整地はX2年3月20日に完了し、翌日から事業供用を行っている。	
繰 延 税 金 資 産	前期末残高	
仮 受 金	備品G売却代金	816,000円
退職給付引当金	前期末残高	
仕 入	A商品(123,600個)	200,412,000円
	B商品(238,240個)	665,386,500円
人 件 費	賃金給与	178,800,000円
	賞与手当	26,700,000円
	法定福利費	11,980,000円
	退職一時金	4,200,000円
	その他人件費	73,123,400円
租 税 公 課	固定資産税	1,988,000円
	収入印紙代	260,000円
	自動車税他	70,800円

<資料3> 決算整理事項等

1. 現金に関する事項

(1) 決算日において、金庫の実際有高を調べたところ下記のものが金庫にあった。

内 容	金 額
通貨	2,400,000円
売掛金回収の小切手(振出日X2年4月2日)	300,000円
買掛金支払いの小切手(振出日X2年3月20日)	120,000円
未使用の収入印紙	30,000円
送金為替手形	480,000円

(2) 上記以外にX2年4月2日において下記の固定資産の請求書が届いた。甲社は当該購入代金について、20%の額については事前に支払いを行い、建設仮勘定に計上しているが、残額については期末現在支払いを行っていない。

土地購入金額	10,000,000円
整地費用	1,000,000円
小計	11,000,000円
内金入金	△2,200,000円
差引請求額	8,800,000円

(3) 現金の実際有高と帳簿残高の差額について、原因不明分は雑収入又は雑損失として処理する。

2．当座預金に関する事項

　　甲社は決算にあたり、契約している銀行より残高証明書を取り寄せたところ、甲社の帳簿残高との間に以下の差異が生じていることが判明した。残高証明書の金額は55,499,744円であった。

(1) 買掛金の支払いのために振り出した小切手2,000,000円が未取り付けとなっていた。

(2) X2年3月30日に得意先N社に対する掛代金850,000円の回収を行ったことによる入金の通知を受けたが、甲社の担当者が処理を失念していた。

(3) 甲社は売掛金の回収として得意先振出の小切手を受取り、当座預金として処理を行っているが、決算日現在甲社の金庫に保管されている。

(4) X2年3月20日に仕入先に対する買掛金の決済にあたり振り出した小切手が決算日現在甲社の金庫に保管されていた。

(5) X2年3月31日に当日の売上げ3,330,240円を銀行の夜間金庫に預け入れ、甲社は当座預金の入金の処理を行っている。

3．売掛金に関する事項

(1) 得意先P社に残高確認書を送付したところ、次のような回答があった。

P社の回答額(X2年3月31日)	23,608,750円
甲社の得意先元帳「P社」の残高(X2年3月31日)	26,215,750円

差額を検討したところ、次の事項が判明した。

① P社において、甲社より発送した商品1,815,000円(税込)が倉庫に納品された。P社は仕入の計上基準として検収基準を採用しており、当該商品は期末現在未検収である。

② 期中に得意先P社より商品の返品が180個あった。甲社は当該商品を期中において@4,400円(税込)で販売している。なお、甲社の倉庫の担当者は当該返品の理由について得意先からの回答を得ていないことから、商品有高帳に記帳せず、経理担当者にも連絡を行っていない。

(2) X2年3月30日に得意先N社に対する掛代金850,000円の回収を行ったことによる入金の通知を受けたが、甲社の担当者が処理を失念していた。

4．商品に関する事項

　　商品の帳簿数量及び実地数量並びに平均販売単価及び帳簿単価は以下のとおりであり、商品の評価方法は年間の総平均法によるものとする。正味売却価額は平均販売単価から見積販売直接経費を差し引いた金額とし、見積販売直接経費は、平均販売単価の５％と見積もられた。

　　期末商品の状況

商品	帳簿数量	実地数量	帳簿単価	平均販売単価
A商品	8,700個	8,800個	@（各自推算）円	@2,700円
B商品	16,320個	16,500個	@（各自推算）円	@2,840円

　　なお、A商品の実地数量には、決算日現在倉庫に到着したが、未検収の商品が200個含まれている。

5．有形固定資産に関する事項

(1)　甲社の保有する販売店Aについて、当期末に減損の兆候がみられたが甲社は何ら処理を行っていない。当該販売店Aの割引前将来キャッシュ・フローを予測したところ、主要な資産である建物の残存耐用年数16年の各年において1,500,000円ずつキャッシュ・フローが生じ、耐用年数経過後の各資産の処分収入見込額の総額は11,000,000円であった。また、決算日現在の正味売却価額は24,694,400円である。割引率は年５％とする。

　　販売店Aを構成する資産グループについては下記6．を参照し、当該資産グループから生じる減損損失の配分については、各資産の帳簿価額に基づいて行う。

　　なお、減損損失については税効果会計を適用する。

　　計算にあたり使用する期間16年の現価係数及び年金現価係数

　　割引率５％：現価係数0.4581　年金現価係数10.8377

(2)　甲社は、備品Gを下記の条件によってリース会社に売却し、改めて当該資産を当該リース会社からリースを受ける契約を締結した。売却代金については仮受金で処理し、リース料については仮払金で処理している。

　　①　契約日　X1年４月１日（備品売却日）

　　②　売却価額　（各自推算）円

　　③　解約不能のリース期間　X1年４月１日から３年間

　　④　年間リース料　300,000円（毎年１回３月31日の均等支払）

　　⑤　リース料総額　900,000円

　　⑥　リース会社の計算利子率（年）　５％（甲社も知りうる。）

　　⑦　リース資産の契約日以後の経済的耐用年数　３年

　　⑧　備品Gの所有権はリース期間終了日に無償で甲社に移転される。

　　⑨　減価償却方法　定額法（残存価額ゼロ）

6．減価償却に関する事項

決算整理前残高試算表に計上されている有形固定資産の内訳

種　　類	用　　途	取得価額	期首帳簿価額	耐用年数	償却率	摘要
建　物　C	本　社　建　物	50,000,000円	28,400,000円	50年	0.020	
建　物　D	販　売　店　舗	20,000,000円	12,044,000円	39年	0.026	
建　物　E	販　売　店　舗	12,000,000円	5,822,400円	39年	0.026	（注）
車両運搬具	営業・運搬用	6,000,000円	4,500,000円	4年	0.250	
備　品　F	本　社　設　備	3,000,000円	2,250,000円	4年	0.250	
備　品　G	店　舗　設　備	1,200,000円	720,000円	5年	0.200	

（注）　建物E、土地Hは、販売店Aを構成する資産グループで一体となってキャッシュ・フローを生成している。土地Hの帳簿価額は31,500,000円である。

(1)　減価償却については、定額法により計算しており、建物は、残存価額を取得価額の10％とし、建物以外は、残存価額0円とする。

(2)　減価償却は、使用期間分を月割計算する。

7．有価証券に関する事項

決算整理前残高試算表に計上されている有価証券の内訳

銘柄	保有目的	取得価額	当期末時価	摘要
I 社社債	満期保有目的の債券	18,500ドル	18,000ドル	（注1）
J 社株式	売買目的有価証券	800,000円	670,000円	
K 社株式	その他有価証券	6,740,000円	8,620,000円	（注2）
L 社株式	その他有価証券	9,270,000円	9,350,000円	
O 社株式	その他有価証券	500,000円	560,000円	（注3）
M 社株式	子　会　社　株　式	3,000,000円	800,000円	（注4）
甲社株式	―	820,000円	930,000円	（注5）

（注1）　額面20,000ドル、クーポン利息は年2％で、当期首に18,500ドルを支払って取得したものである。利払日は毎年9月末と3月末の年2回であり、発行期間は5年間である。なお、取得価額と額面金額との差額は、すべて金利の調整分であり、償却原価法の適用にあたっては定額法を採用する。

（注2）　当期中においてK社株式の追加取得を行ったが、仮払金に計上したのみである。また、この追加取得によりK社は甲社の関連会社に該当することとなった。

（注3） 甲社が保管していた書類の中に、次のような証券会社からのO社株式に関する売買報告書があったが、未処理である。なお、O社株式は当期中にすべて売却している。また、売却に係る支払手数料は売却損益に含めて処理を行う。

売買報告書

売　　　却　　　日　：　X2年3月30日

売却代金の支払日　：　X2年4月1日

売　却　単　価　：　　　324円

売　却　株　数　：　　　1,500株

売　却　代　金　：　　486,000円

手　数　料(税込)　：　　　11,000円

差引お支払金額　：　　475,000円

（注4） 時価が著しく下落しており、回復する見込みがないものとして計算する。

（注5） 取得時に有価証券勘定により記帳を行っている。

8．借入金に関する事項

甲社は前期の4月1日にX銀行より期間5年、60,000,000円の変動金利による借入(利払日：毎年3月31日の後払い)を行った。甲社は借入と同時に変動金利を固定金利に変換するため、期間5年、想定元本60,000,000円、Y銀行に想定元本に対して3.0%の固定金利を支払い、Y銀行から変動金利を受け取る金利スワップ契約を締結した。なお、ヘッジ会計の適用要件を満たしており、繰延ヘッジ処理を採用している。X2年3月31日に適用される変動金利は、借入金2.8%、金利スワップ2.8%で、金利スワップの純支払額は仮払金に計上されている。また、金利スワップのX2年3月31日の時価は270,000円(評価益)であり、税効果会計を適用する。

9．貸倒引当金に関する事項

甲社は、決算日現在の受取手形及び売掛金の残高を「一般債権」、「貸倒懸念債権」及び「破産更生債権等」に区分し、以下のように各区分ごとに貸倒見積高を算定の上、その合計額をもって差額補充法により貸倒引当金を設定している。なお、引当金設定限度超過額については税効果会計を適用する。

債権区分	設定額（会計上）	引当金設定限度額（税務上）
一般債権	債権残高×貸倒実績率0.4%	債権残高×貸倒実績率0.4%
貸倒懸念債権	債権残高×50%	債権残高×貸倒実績率0.4%
破産更生債権等	債権残高×100%	債権残高×50%

(1) 前期より回収遅延が生じていたR社に対する売掛金13,000,000円を、一般債権から貸倒懸念債権に変更することとした。この債権に対しては担保設定等の債権保全措置は取っていない。

(2) X2年1月にS社が民事再生法の規定により再生手続開始の申立てを行ったが、甲社は何ら処理をしていない。

S社に対する債権は、受取手形1,540,000円及び売掛金2,460,000円である。

(3) 決算整理前残高試算表の貸倒引当金はすべて、一般債権に対するものである。

10. 賞与引当金に関する事項

　　甲社の賞与支給対象期間は夏季賞与が11月から4月、冬季賞与が毎年5月から10月までであり、支給月は6月と12月である。翌期の賞与支給見込額は夏季賞与が21,000,000円であり、冬季賞与が21,560,000円である。このうち当期負担額を賞与引当金に計上する。また、当該賞与引当金に対する法定福利費の会社負担額は10%として計算し、人件費及び未払費用に計上する。なお、賞与引当金及び法定福利費の未払費用計上額については、税効果会計を適用する。

11. 退職給付引当金に関する事項

　　甲社の退職金制度については、退職一時金制度と企業年金制度が採用されている。

　　退職給付債務の計算方法は原則法であり、数理計算上の差異は発生年度より10年で定額法により償却する。当期以外の数理計算上の差異はすべて前期に発生したものである。退職給付引当金については、税効果会計を適用する。掛金拠出額は仮払金で処理され、退職金支払いは人件費で処理されている。

期首における退職給付債務	79,725,000円
期首における年金資産の時価	36,114,000円
当期の勤務費用	3,000,000円
割引率(年)	2%
長期期待運用収益率(年)	3%
当期末における退職給付債務	88,588,160円
当期末における年金資産の時価	42,736,080円
前期発生の数理計算上の差異発生額※	10,000,000円

　　※　退職給付債務の数理計算に係る差異(予測値より実績値が上回った。)

12. 法人税等に関する事項

　　当期の確定年税額は10,341,900円である。

13. 為替相場に関する事項

　　直物為替相場(円／ドル)は次のとおりである。

　　X1年4月1日　94円

　　X2年3月31日　92円

　　X1年度平均レート　93円

<資料４＞　貸借対照表及び損益計算書

貸　借　対　照　表

X2年３月31日現在　　　　　　　　　（単位：円）

借	方		貸	方	
科　　　目	金　　額		科　　　目	金　　額	
現　金　預　金	1		支　払　手　形		
受　取　手　形	2		買　　掛　　金	16	
売　　掛　　金	3		借　　入　　金		
有　価　証　券	4		未　　払　　金	17	
商　　　　　品	5		未　払　費　用	18	
貯　　蔵　　品			未　払　消　費　税　等	19	
貸　　付　　金			未　払　法　人　税　等	20	
未　　収　　金	6		賞　与　引　当　金	21	
金　利　ス　ワ　ッ　プ			貸　倒　引　当　金		
建　　　　　物	7		リ　ー　ス　債　務		
車　両　運　搬　具	8		長　期　前　受　収　益	22	
備　　　　　品	9		退　職　給　付　引　当　金	23	
リ　ー　ス　資　産	10		繰　延　税　金　負　債		
土　　　　　地	11		資　　本　　金	24	
投　資　有　価　証　券	12		資　本　準　備　金		
関　係　会　社　株　式	13		利　益　準　備　金		
破　産　更　生　債　権　等	14		別　途　積　立　金		
繰　延　税　金　資　産	15		繰　越　利　益　剰　余　金		
			自　己　株　式	25	
			その他有価証券評価差額金	26	
			繰　延　ヘ　ッ　ジ　損　益	27	
合　　　　計			合　　　　計		

損 益 計 算 書

自X1年4月1日　至X2年3月31日　　　　　（単位：円）

借　　　　方		貸　　　　方	
科　　　　　目	金　　額	科　　　　　目	金　　額
売　上　原　価	28	A 商 品 売 上 高	
棚 卸 減 耗 損	29	B 商 品 売 上 高	41
収益性低下評価損	30	有 価 証 券 利 息	42
人　　件　　費	31	受　取　利　息	
減 価 償 却 費	32	雑　　収　　入	43
租　税　公　課	33		
貸倒引当金繰入額	34		
そ の 他 販 売 費			
支　払　利　息	35		
有 価 証 券 評 価 損	36		
為　替　差　損	37		
投資有価証券売却損	38		
関係会社株式評価損	39		
減　損　損　失	40		
法　人　税　等			
法 人 税 等 調 整 額			
当 期 純 利 益			
合　　　　計		合　　　　計	

解答編

問 題 1

■解答■

決算整理前残高試算表
X2年 3 月31日
（単位：円）

借 方			貸 方		
勘 定 科 目		金 額	勘 定 科 目		金 額
現　　　　　金	②	417,000	支 払 手 形	①	880,000
当 座 預 金	②	2,101,000	買 　 掛 　 金	①	2,280,000
受 取 手 形	②	1,750,000	借 　 入 　 金		3,000,000
売 　 掛 　 金	②	2,400,000	未 　 払 　 金	①	3,250,000
有 価 証 券	②	562,500	建物減価償却累計額		6,480,000
繰 越 商 品	①	320,000	備品減価償却累計額	①	1,000,000
未 　 収 　 金	①	600,000	資 　 本 　 金		8,600,000
現 金 過 不 足	①	1,000	資 本 準 備 金		1,500,000
建　　　　　物		12,000,000	利 益 準 備 金		600,000
備　　　　　品	①	10,500,000	繰 越 利 益 剰 余 金		2,602,000
仕　　　　　入	①	8,530,000	売 　 　 　 上	①	10,350,000
営 　 業 　 費	①	528,000	有 価 証 券 売 却 損 益	①	37,500
減 価 償 却 費	①	500,000			
支 払 利 息	①	120,000			
備 品 売 却 損	①	250,000			
合 　 　 　 計		40,579,500	合 　 　 　 計		40,579,500

採 点 基 準
②点 × 5 個 ＝ 10点
①点 × 15個 ＝ 15点
計　　　25点

●解説●

再振替仕訳

（営 業 費）	30,000	（前払営業費）	30,000
（未払営業費）	18,000	（営 業 費）	18,000

期中仕訳

1．（現　　金）500,000　（売　　　上）500,000
2．（現金過不足）22,000　（現　　　金）22,000
3．（仕　　入）400,000　（支 払 手 形）180,000
　　　　　　　　　　　　（当 座 預 金）220,000
4．（営 業 費）21,000　（現金過不足）21,000
5．（有 価 証 券）1,125,000　（現　　　金）1,125,000
6．（未 収 金）600,000　（有 価 証 券）562,500
　　　　　　　　　　　　（有 価 証 券
　　　　　　　　　　　　　売 却 損 益）37,500
7．（備品減価
　　償却累計額）2,000,000　（備　　　品）5,000,000
　　（減価償却費）500,000　（当 座 預 金）2,500,000
　　（備品売却損）250,000　（未 払 金）3,250,000
　　（備　　　品）8,000,000
8．⑴（売 掛 金）4,400,000　（売　　　上）9,850,000
　　　（当 座 預 金）3,200,000
　　　（受 取 手 形）2,250,000
　　⑵（仕　　入）8,130,000　（買 掛 金）4,280,000
　　　　　　　　　　　　　　（当 座 預 金）2,550,000
　　　　　　　　　　　　　　（支 払 手 形）1,300,000
　　⑶（営 業 費）495,000　（現　　　金）280,000
　　　　　　　　　　　　　　（当 座 預 金）215,000
　　⑷（支 払 利 息）120,000　（当 座 預 金）120,000
　　⑸（当 座 預 金）6,000,000　（売 掛 金）4,000,000
　　　　　　　　　　　　　　（受 取 手 形）2,000,000
　　　（買 掛 金）3,050,000　（当 座 預 金）4,330,000
　　　（支 払 手 形）1,280,000

上記に基づき集計すると解答のようになる。

■解答■

設問1.

(単位：千円)

		借　　　方	金　額	貸　　　方	金　額	
2.	(1)	仕　訳　不　要				①
	(2)	一 般 管 理 費	16,400	現 金 預 金	16,400	①
	(3)	仕　訳　不　要				①
	(4)	現 金 預 金	19,200	買 　 掛 　 金	12,000	①
				未 　 払 　 金	7,200	
	(5)	現 金 預 金	300,000	受 取 手 形	300,000	①
	(6)	現 金 預 金	13,200	売 　 掛 　 金	13,200	②
5.	買換えに関する修正（下取備品の減価償却費の計上を含む）	減価償却累計額	325,000	備 品 売 却 損	300,000	②
		減 価 償 却 費	50,000	備 品 売 却 益	75,000	

設問2.

（日付省略）　　　　　損　　　　　益　　　　　（単位：千円）

仕　　　　　入	②(	10,931,000)	売　　　　　上		15,303,400
販　売　費		1,551,281	受 取 配 当 金		210,000
一 般 管 理 費	②(	528,459)	(備 品 売 却 益)	(	75,000)②
減 価 償 却 費	②(	750,000)			
貸 倒 引 当 金 繰 入	②(	46,000)			
貸 倒 損 失	②(	20,300)			
棚 卸 減 耗 損	②(	95,500)			
有 価 証 券 評 価 損 益	①(	3,360)			
法 人 税 等	②(	665,000)			
繰 越 利 益 剰 余 金	①(	997,500)			
	(	15,588,400)		(	15,588,400)

（日付省略）　　　　　残　　　　　高　　　　　（単位：千円）

現 金 預 金	②(	1,579,580)	支 払 手 形		595,000
受 取 手 形	②(	1,400,000)	買 　 掛 　 金	①(	1,247,100)
売 　 掛 　 金	①(	2,600,000)	未 　 払 　 金	②(	407,200)
有 価 証 券	①(	131,040)	貸 倒 引 当 金	①(	80,000)
繰 越 商 品	②(	1,671,900)	未 払 法 人 税 等	②(	315,000)
建 　 　 物	②(	5,000,000)	減価償却累計額	②(	3,025,000)
備 　 　 品		1,100,000	資 　 本 　 金	②(	11,000,000)
車 　 　 両		1,500,000	資 本 準 備 金		700,000
土 　 　 地		4,000,000	利 益 準 備 金		1,231,000
関 係 会 社 株 式	②(	920,000)	繰 越 利 益 剰 余 金	①(	1,302,220)
	(	19,902,520)		(	19,902,520)

採　点　基　準
②点×19個＝38点
①点×12個＝12点
計　　50点

●解説●

金額は千円単位とする。

1．商品

（仕　　入）1,630,200　（繰越商品）1,630,200

（繰越商品）1,767,400[※1]　（仕　　入）1,767,400

（棚卸減耗損）95,500[※2]　（繰越商品）95,500

※1

(1) 甲商品：640千個[帳簿数量]×@1,600円[帳簿価額]＝1,024,000

(2) 乙商品：590千個[帳簿数量]×@1,260円[帳簿価額]＝743,400

(3) 1,024,000[上記(1)]＋743,400[上記(2)]＝1,767,400

※2

(1) 甲商品：@1,600円[帳簿価額]×（640千個[帳簿数量]－600千個[実地数量]）

＝64,000

(2) 乙商品：@1,260円[帳簿価額]×（590千個[帳簿数量]－565千個[実地数量]）

＝31,500

(3) 64,000[上記(1)]＋31,500[上記(2)]＝95,500

2．現金預金

(1) 当座

① 仕訳不要

②（一般管理費）16,400　（現金預金）16,400

③ 仕訳不要

④（現金預金）19,200　（買　掛　金）12,000

（未　払　金）7,200

⑤（現金預金）300,000[※]　（受取手形）300,000

※ 下記3．参照

⑥（現金預金）13,200　（売　掛　金）13,200

（イ）会社仕訳：

（売　掛　金）4,800　（現金預金）4,800

（ロ）正しい仕訳：

（現金預金）8,400　（売　掛　金）8,400

当座預金		銀　行	
前T/B (720,000)	②未通知 16,400	証明書1,025,500	①未取付 7,500
④未渡 19,200		③時間外 18,000	
⑤取立依頼手形300,000			
⑥誤処理 13,200	残高 1,036,000		残高 (1,036,000)

一致

(2) 現金

1,263,580[前T/B現金預金]－720,000[上記(1)当座・修正前残高]＝543,580[帳簿残高]

現金については、実際有高と帳簿残高が一致しているため仕訳不要である。

3．受取手形（設問1．2．(5)）

（現金預金）300,000　（受取手形）300,000

4．有価証券

(1) 3月20日（期中取引の修正）

（有価証券）1,440　（支払手数料）1,440

① 会社仕訳：

（有価証券）132,960　（現金預金）134,400

（支払手数料）1,440

② 正しい仕訳：

（有価証券）134,400　（現金預金）134,400

(2) 3月31日（期末評価）

（有価証券評価損益）3,360　（有価証券）3,360[※]

※ 134,400[修正後簿価]－131,040[(注)]＝3,360

（注）120千株×@1,092円[期末時価]＝131,040[期末時価]

5．固定資産

(1) 備品の買換え

（減価償却累計額）325,000　（備品売却損）300,000

（減価償却費）50,000　（備品売却益）75,000

① 会社仕訳：

（備　　品）500,000　（備　　品）400,000

（備品売却損）300,000　（未　払　金）400,000

② 正しい仕訳：

（備　　品）500,000　（備　　品）400,000

（減価償却累計額）325,000[※1]　（未　払　金）400,000

（減価償却費）50,000[※2]　（備品売却益）75,000[貸借差額]

※1 400,000[取得原価]－75,000[期首簿価]＝325,000

※2 400,000[取得原価]×0.250×$\dfrac{6ヶ月}{12ヶ月}$＝50,000

(2) 減価償却費

（減価償却費）700,000[※]　（減価償却累計額）700,000

※① 建物

（イ）取得原価（決算整理前残高試算表の建物勘定の金額）

取得原価をxとおく。

$$x×0.9×0.025×14年＝1,575,000$$
$$x＝5,000,000$$

（ロ）減価償却費

5,000,000[上記(イ)]×0.9×0.025＝112,500

② 備品（下取分は上記(1)②※2参照）

（イ）従来分：（1,100,000[前T/B備品]－500,000[新規分]）×0.250

＝150,000

（ロ）新規分：500,000×0.250×$\dfrac{6ヶ月}{12ヶ月}$＝62,500

（ハ）150,000[上記(イ)]＋62,500[上記(ロ)]＝212,500

③ 車両　1,500,000×0.250＝375,000

④ 112,500[上記①(ロ)]＋212,500[上記②(ハ)]＋375,000[上記③]＝700,000

6．貸倒損失及び貸倒引当金

(1) 貸倒損失の修正

（貸倒引当金）　42,000　（貸倒損失）　42,000

> ① 会社仕訳：
>
> （貸倒損失）　62,300　（売　掛　金）　62,300
>
> ② 正しい仕訳：
>
> （貸倒引当金）　42,000　（売　掛　金）　62,300
>
> （貸倒損失）　20,300

(2) 貸倒引当金の設定

（貸倒引当金繰入）　46,000　※　（貸倒引当金）　46,000

※① 前T/B貸倒引当金　上記(1)
　　76,000　－42,000＝34,000

② 前T/B受取手形　上記3．　前T/B売掛金
　（ 1,700,000　－300,000＋2,613,200
　　　上記2.(1)⑥
　－ 13,200 ）× 2 ％＝80,000

③ 80,000－34,000＝46,000

7．法人税等

（法　人　税　等）　665,000　（仮払法人税等）　350,000　※

　　　　　　　　　　　　　　（未払法人税等）　315,000　貸借差額

※ 決算整理前残高試算表より

8．決算整理前残高試算表の各自推算の金額算定

(1) 建物

上記5.(2)※①(イ)
5,000,000

(2) 資本金

11,000,000

上記(1)算出後、決算整理前残高試算表の貸借差額

■解答■

精　算　表

X3年3月31日

(単位：円)

勘定科目	（Ⅰ）残高試算表 借方	貸方	（Ⅱ）決算整理 借方	貸方	（Ⅲ）損益計算書 借方	貸方	（Ⅳ）貸借対照表 借方	貸方
現　　　　金	291,000			15,000			〔 276,000〕	
当 座 預 金	539,275		19,000	50,000			（ 508,275）	
受 取 手 形	470,000			25,000			445,000	
売 　 掛 　 金	675,000						675,000	
繰 越 商 品	150,000		225,000	172,500			〔 202,500〕	
建　　　　物	1,050,000						1,050,000	
備　　　　品	650,000		250,000	200,000			（ 700,000）	
投 資 有 価 証 券	274,522		2,393				〔 276,915〕	
支 払 手 形		320,000	25,000					（ 295,000）
買 　 掛 　 金		280,000						280,000
貸 倒 引 当 金		20,000		21,400				41,400
減価償却累計額		784,167	154,167	185,667				（ 815,667）
資 　 本 　 金		1,500,000						1,500,000
資 本 準 備 金		200,000						200,000
利 益 準 備 金		182,500						182,500
繰越利益剰余金		44,333						〔 44,333〕
売 　 　 　 上		3,895,000				3,895,000		
有 価 証 券 利 息		11,297		11,393		（ 22,690）		
仕 　 　 　 入	3,000,000		150,000	225,000	（ 2,925,000）			
販 　 売 　 費	137,500		6,750	1,900	（ 142,350）			
棚 卸 減 耗 損			22,500		22,500			
雑 　 損 　 失			5,000		〔 5,000〕			
未 　 払 　 金				100,000				〔 100,000〕
減 価 償 却 費			202,334		〔 202,334〕			
備 品 売 却 益				70,834		（ 70,834）		
貸倒引当金繰入			21,400		〔 21,400〕			
未 払 販 売 費				6,750				6,750
前 払 販 売 費			1,900				1,900	
当 期 純 利 益					〔 669,940			669,940〕
計	7,237,297	7,237,297	1,085,444	1,085,444	3,988,524	3,988,524	4,135,590	4,135,590

採 点 基 準		
（ ）②点×8個＝16点		
〔 〕①点×9個＝ 9点		
計		25点

●解説●

1．売上原価の算定及び商品評価

（仕　　　入）150,000　（繰越商品）150,000

（繰越商品）225,000　（仕　　　入）225,000

（棚卸減耗損）22,500　（繰越商品）22,500 ※

※　225,000 − 202,500 = 22,500
　　帳簿棚卸原価　実地棚卸原価

なお、精算表の記入については問題文中に「売上原価の算定は「仕入」の行で計算を行う。」と記載されているため、上記仕訳に即して記入することに留意すること。

2．現金過不足及び投資有価証券

(1)　買掛金の決済に係る修正

（当座預金）10,000　（現　　　金）10,000

①　会社仕訳：

（買　掛　金）10,000　（当座預金）10,000

②　正しい仕訳：

（買　掛　金）10,000　（現　　　金）10,000

(2)　原因不明分

（雑　損　失）5,000　（現　　　金）5,000

(3)　投資有価証券の3月末利払日未処理

（当座預金）9,000 ※2　（有価証券利息）11,393 ※1

（投資有価証券）2,393 貸借差額

※1　274,522 × 8.3% × $\frac{6ヶ月}{12ヶ月}$ = 11,392.663
　　T/B投有　実効利子率　　　　　　　　→11,393

※2　300,000 × 6% × $\frac{6ヶ月}{12ヶ月}$ = 9,000
　　額面総額　クーポン利率

3．備品

(1)　買換未処理

（減価償却累計額）154,167　（備　　　品）200,000

（減価償却費）16,667 ※1　（当座預金）50,000

（備　　　品）250,000 ※2　（未　払　金）100,000 ※3

　　　　　　　　　　　（備品売却益）70,834 貸借差額

※1　200,000 × 0.25 × $\frac{4ヶ月}{12ヶ月}$ = 16,666.666
　　　　　　　　　　　　　　　　　→16,667

※2　新備品の取得価額
　　270,000 − 20,000 = 250,000
　　　　　　値引(注)
　　(注)　120,000 − 100,000 = 20,000
　　　　　下取価額　売却時価

※3　270,000 − (120,000 + 50,000) = 100,000
　　　　　　　　　下取価額　小切手振出

(2)　減価償却費の計上

（減価償却費）154,167　（減価償却累計額）154,167 ※

※①　当期首取得分：(650,000 − 200,000) × 0.25
　　　　　　　　　　T/B備品　下取備品
　　　　　　　　　　= 112,500

②　期中取得分：250,000 × 0.25 × $\frac{8ヶ月}{12ヶ月}$
　　　　　　　　上記(1)※2
　　　　　　　　= 41,666.666 → 41,667

③　112,500 + 41,667 = 154,167
　　上記①　　上記②

4．建物

（減価償却費）31,500　（減価償却累計額）31,500 ※

※　1,050,000 × 0.9 × $\frac{1年}{30年}$ = 31,500

5．手形の譲渡

（支払手形）25,000　（受取手形）25,000

(1)　会社仕訳：

（買　掛　金）25,000　（支払手形）25,000

(2)　正しい仕訳：

（買　掛　金）25,000　（受取手形）25,000

6．貸倒引当金

（貸倒引当金繰入）21,400　（貸倒引当金）21,400 ※

※(1)①　{(470,000 − 25,000 − 50,000)
　　　　　T/B受取手形　上記5．　貸倒懸念債権
　　　　　+ 675,000} × 2% = 21,400
　　　　　T/B売掛金

②　21,400 − 20,000 = 1,400
　　上記①　T/B貸引

(2)　(50,000 − 10,000) × 50% = 20,000
　　　貸倒懸念債権　担保処分見込額

(3)　1,400 + 20,000 = 21,400
　　上記(1)②　上記(2)

7．販売費の見越・繰延

（販　売　費）6,750　（未払販売費）6,750

（前払販売費）1,900　（販　売　費）1,900

問題 4

■解答■

①	②	③	④
② 207,440	① 2,500	② 380	② 4,035
⑤	⑥	⑦	⑧
① 1,152	② 10	① 850	① 繰越利益剰余金
⑨	⑩	⑪	⑫
① 6,766	① 264,700	② 17,650	① 62,200
⑬	⑭	⑮	⑯
② 750	① 5,583	① 1,000	② 5,263
⑰	⑱		
① 1,600	① 5,995		

採 点 基 準
②点 × 7 個 = 14点
①点 × 11個 = 11点
計　　 25点

●解説●

仕訳の単位は、千円とする。

1．現金に関する事項

(1) 未処理

| (その他営業費) | 80[※1] | (現　　　金) | 88 |
| (仮払消費税等) | 8[※2] | | |

※1　$88 \times \dfrac{100}{110} = 80$（注）

（注）　$\underset{消耗品}{55} + \underset{その他雑費}{33} = 88$

※2　$88 \times \dfrac{10}{110} = 8$

(2) 消耗品の未使用

| (消　耗　品) | 40[※] | (その他営業費) | 40 |

※　期末未使用高

(3) 実査

| (雑　損　失) | 10[※] | (現　　　金) | 10 |

※　$(\underset{前T/B現金}{150} - \underset{上記(1)}{88}) - \underset{期末実際有高}{52} = 10$

2．商品に関する事項

(1) 未処理事項

| (受　取　手　形) | 7,040 | (売　　　上) | 6,400[※1] |
| | | (仮受消費税等) | 640[※2] |

※1　$7,040 \times \dfrac{100}{110} = 6,400$

※2　$7,040 \times \dfrac{10}{110} = 640$

(2) 売上原価の算定及び期末商品の評価

(仕　　　入)	20,000	(繰　越　商　品)	20,000
(繰　越　商　品)	18,720	(仕　　　入)	18,720
(棚　卸　減　耗　損)	320[※1]	(繰　越　商　品)	320
(商　品　評　価　損)	750[※2]	(繰　越　商　品)	750
(仕　　　入)	320	(棚　卸　減　耗　損)	320

※1　$\underset{期末帳簿}{18,720} - \underset{期末実地}{18,400} = 320$

※2　$2,400 - \underset{処分可能価額}{1,650} = 750$

3．固定資産に関する事項

(1) 買換えの修正

(減価償却費)	700[※1]	(車　　　両)	2,100
(車　　　両)	6,000[※3]	(仮受消費税等)	55[※2]
(仮払消費税等)	600[※4]	(未　払　金)	5,995
(車両売却損)	850[貸借差額]		

※1　$6,300 \times \dfrac{1 年}{6 年} \times \dfrac{8 ヶ月}{12 ヶ月} = 700$

※2　$\underset{下取価額}{605} \times \dfrac{10}{110} = 55$

※3　$6,600 \times \dfrac{100}{110} = 6,000$

※4　$6,600 \times \dfrac{10}{110} = 600$

(2) 減価償却費

① 建物

| (減価償却費) | 1,800 | (建　　　物) | 1,800[※] |

※　$\underset{取得価額}{100,000} \times 0.9 \times \dfrac{1 年}{50 年} = 1,800$

② 備品

| (減価償却費) | 750 | (備　　　品) | 750[※] |

※　$\underset{取得価額}{6,000} \times \dfrac{1 年}{8 年} = 750$

③ 新車両

| (減価償却費) | 417 | (車　　　両) | 417[※] |

※　$\underset{上記(1)※3}{6,000} \times \dfrac{1 年}{6 年} \times \dfrac{5 ヶ月}{12 ヶ月} = 416.666 \rightarrow 417$

4．賞与引当金に関する事項

| (賞与引当金繰入) | 2,500[※] | (賞与引当金) | 2,500 |

※　$\underset{支給予定}{3,750} \times \dfrac{4 ヶ月}{6 ヶ月} = 2,500$

5．貸倒れ及び貸倒引当金に関する事項

(1) 貸倒れ

| (貸　倒　損　失) | 700[※1] | (売　掛　金) | 770 |
| (仮受消費税等) | 70[※2] | | |

※1　$770 \times \dfrac{100}{110} = 700$

※2　$770 \times \dfrac{10}{110} = 70$

(2) 設定

| (貸倒引当金繰入) | 380[※] | (貸倒引当金) | 380 |

※①　$(\underset{期末受手}{29,040} + \underset{期末売掛金}{30,580}) \times 2\% = 1,192.4 \rightarrow 1,192$

②　$\underset{上記①}{1,192} - \underset{前T/B貸引}{812} = 380$

6．経過勘定に関する事項

| (前　払　地　代) | 768 | (支　払　地　代) | 768 |

※(1)　$\underset{前T/B支払地代}{1,920} \div 20 ヶ月 = 96$

(2)　$\underset{上記(1)}{96} \times 8 ヶ月 = 768$

なお、決算整理前残高試算表の支払地代1,920は期首の再振替仕訳により8ヶ月分、当期の支払時に12ヶ月分の地代が計上された後の合計金額であることに留意すること。

7．税金に関する事項

(1) 消費税等

| (仮受消費税等) | 26,455[※1] | (仮払消費税等) | 21,192[※2] |
| | | (未払消費税等) | 5,263[貸借差額] |

※1　$\underset{前T/B仮受消費}{25,830} + \underset{上記2.(1)}{640} + \underset{上記3.(1)}{55} - \underset{上記5.(1)}{70}$
$= 26,455$

※2　$\underset{前T/B仮払消費}{20,584} + \underset{上記1.(1)}{8} + \underset{上記3.(1)}{600} = 21,192$

(2) 法人税等

		※1			※2
(法 人 税 等)	3,600		(仮払法人税等)	2,000	
				貸借差額	
			(未払法人税等)	1,600	

※1　確定年税額

※2　決算整理前残高試算表より

8．税効果会計

(繰延税金資産)	200	(法 人 税 等 調 整 額)	200	※

※

「前期末」　　　　　「当期末」

賞与引当金
2,500
──────
2,500 ×40%

800　　　　　　＝1,000

＋200（繰延税金資産の増加）

9．当期純利益の算定

残高勘定繰利剰　　前T/B繰利剰
10,231　－　3,465　＝6,766

(参考)

(日付省略)　　　損　　　　益　　(単位：千円)

仕　　　　　　入	207,440	売　　　　　　上	264,700
商 品 評 価 損	750	法人税等調整額	200
給 料 手 当	32,000		
賞与引当金繰入	2,500		
貸 倒 損 失	700		
減 価 償 却 費	3,667		
貸倒引当金繰入	380		
その他営業費	4,035		
支 払 地 代	1,152		
支 払 利 息	1,050		
雑 損 失	10		
車 両 売 却 損	850		
法 人 税 等	3,600		
繰越利益剰余金	6,766		
	264,900		264,900

(日付省略)　　　残　　　　高　　(単位：千円)

現　　　　　　金	52	支 払 手 形	7,260
当 座 預 金	32,103	買 掛 金	39,325
受 取 手 形	29,040	未払消費税等	5,263
売 掛 金	30,580	未払法人税等	1,600
繰 越 商 品	17,650	未 払 金	5,995
消 耗 品	40	貸 倒 引 当 金	1,192
前 払 地 代	768	賞 与 引 当 金	2,500
建　　　　　　物	62,200	借 入 金	49,400
備　　　　　　品	750	資 本 金	54,000
車　　　　　　両	5,583	利 益 準 備 金	3,000
繰延税金資産	1,000	繰越利益剰余金	10,231
	179,766		179,766

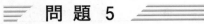

問 題 5

■解答■

①		②		③		④	
①	18,000	②	250	②	26,600	①	4,600
⑤		⑥		⑦		⑧	
①	112	①	16,880	①	19,793	①	22,000
⑨		⑩		⑪		⑫	
①	4,500	①	535	①	16,720	②	5,160
⑬		⑭		⑮		⑯	
①	320,000	①	560	②	158	①	180
⑰		⑱		⑲		⑳	
②	243,200	①	410	①	870	①	38,823

採 点 基 準
②点 × 5 個＝10点
①点 ×15個＝15点
計　　　25点

●解説●

仕訳の単位は千円とする。

1．商品売買

(1) 仕入に関する事項

① 商品BOX

商 品 B O X

期首 31,920	後T/B仕入 ※2 (243,200)
前T/B仕入 247,760	期末 ※1 36,480

※1　後T/B繰越商品　後T/B棚卸減耗損
　　35,264　＋　　1,216　＝36,480

※2　差額（⑰の金額）

② 買掛金勘定

買 掛 金

現金預金 162,640	期首 ※ (26,600)
支払手形 80,560	前T/B仕入
裏書手形 3,800	247,760
後T/B 27,360	

※　貸借差額（③の金額）

③ 支払手形勘定

支 払 手 形

現金預金 78,280	期首 14,440
後T/B ※ (16,720)	買掛金 80,560

※　貸借差額（⑪の金額）

(2) 売上に関する事項

① 売掛金勘定

売 掛 金

期首 35,000	現金預金 208,600
	受取手形 108,000
売上 ※ (320,000)	貸倒引当金 下記③※1 600
	貸倒損失 1,800
	後T/B 36,000

※　貸借差額（⑬の金額）

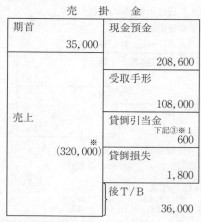

② 受取手形勘定

受 取 手 形

期首 ※1 18,000	裏書手形 3,800
	現金預金 84,000
売掛金 108,000	割引手形 16,200
	後T/B ※2 (22,000)

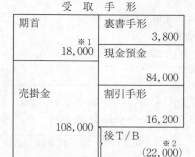

※1　期首受取手形をxとする。

$$\underset{\substack{期首売掛金}}{(x + \underset{}{35,000})} \times \underset{\substack{前期貸倒実績率}}{2\%}$$
$$= \underset{\substack{期首貸倒引当金}}{1,060}$$
$$x = 18,000（①の金額）$$

※2　貸借差額（⑧の金額）

③ 貸倒引当金勘定

貸 倒 引 当 金

売掛金 ※1 600	期首 1,060　前T/B
後T/B ※2 870	貸倒引当金繰入 ※3 (410)　460

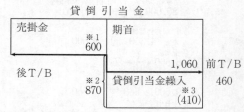

※1　期首貸倒引当金　前T/B貸倒引当金
　　1,060　−　　460　＝600

　　問題文中に「当期において貸倒れた手形は存在しない」と記載されているため、貸倒れた債権は売掛金であることが判明することに留意すること。

※2　(22,000 + 36,000)× 1.5%
　　　上記②※2　 後T/B売掛金　 当期貸倒実績率
　　　=870(⑲の金額)

※3　貸借差額(⑱の金額)

④　保証債務勘定

保証債務

保証債務取崩益	期首
368	140
後T/B	当期
172	(400)※

※　貸借差額

⑤　手形売却損の金額(⑩の金額)

$$400 + 135 = 535$$
　上記④※　※

※　16,200 − 16,065 = 135
　割引手形額面　 入金額　 割引料

手形の割引による割引料分だけ、保証債務の発生額より手形売却損の金額が大きくなることに留意すること。

〈参考〉　手形の裏書及び割引

手形の裏書時
(買　掛　金)　3,800　(受取手形)　3,800
(手形売却損)(　　　)　(保証債務)(　　　)

手形の割引時
(現 金 預 金)　16,065　(受取手形)　16,200
(手形売却損)(　　　)(保証債務)(　　　)

保証債務＋割引料	保証債務
400＋135＝535	400

2．剰余金

(1)　株主総会時

(繰越利益剰余金)　11,860　(利益準備金)　　　860※1
　　　　　　　　　貸方合計
　　　　　　　　　　　　　　(未払配当金)　　8,600
　　　　　　　　　　　　　　(別途積立金)　　2,400※2

※1①　86,000 ×$\frac{1}{4}$−(7,600
　　　 期首資本金　　　　　　 期首資本準備金
　　　 + 4,300)=9,600
　　　　 期首利益準備金

②　8,600×$\frac{1}{10}$=860
　　配当金

③　9,600＞860　∴860
　　上記①　 上記②

※2　7,500 − 5,100 = 2,400
　　後T/B別途積立金　 期首別途積立金

(2)　配当金支払時

(未払配当金)　8,600　(現金預金)　8,600

(3)　繰越利益剰余金勘定

繰越利益剰余金

株主総会時 上記(1)	期首
11,860	
後T/B	(16,880)※
5,020	

※　借方合計(⑥の金額)

(4)　利益準備金勘定

利 益 準 備 金

	期首
後T/B	4,300
(5,160)※	株主総会時 上記(1)※1③
	860

※　貸方合計(⑫の金額)

3．販売管理費勘定

販 売 管 理 費

(期首)前払販売管理費 ※1 250	(期首)未払販売管理費 400
現金預金	(期末)前払販売管理費 ※2 (180)
48,700	
前T/B 48,550	後T/B 48,800
(期末)未払販売管理費 430	

※1　期首の前払販売管理費をxとする。

x＋ 48,700 − 400
　　当期支払額　 (期首)未払販売管理費
＝ 48,550
　前T/B販売管理費

x =250(②の金額)

※2　貸借差額(⑯の金額)

4．受取利息勘定

受 取 利 息

(期末)前受利息 (3ヶ月分) ※1 112	(期首)前受利息 (3ヶ月分) ※1 112
後T/B (12ヶ月分) 448	現金預金 (12ヶ月分) ※2 448
	前T/B ※3 560

※1　448×$\frac{3ヶ月}{12ヶ月}$=112(⑤の金額)

※2　当期受取額は、1年分(12ヶ月分)を前受けするため決算整理後残高試算表の受取利息の金額と同額となる。

※3　$\overset{上記※1}{112}$ + $\overset{上記※2}{448}$ ＝560(⑭の金額)

5．固定資産

(1) 備品売却時

(減価償却累計額) $\overset{※1}{5,754}$ 　(備　品) $\overset{※2}{7,000}$

(減価償却費) $\overset{※3}{104}$ 　(備品売却益) $\overset{※4}{158}$

(現金預金) 1,300

※1　$\overset{期首減価償却累計額}{42,638}$ － $\overset{前T/B減価償却累計額}{36,884}$ ＝5,754

※2　$\overset{期首備品}{16,000}$ － $\overset{前T/B備品}{9,000}$ ＝7,000

※3　決算整理前残高試算表の減価償却費参照

※4　貸借差額(⑮の金額)

(2) 減価償却累計額勘定

減価償却累計額

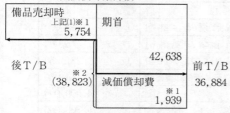

※1　$\overset{後T/B減価償却費}{2,043}$ － $\overset{前T/B減価償却費}{104}$ ＝1,939

※2　貸借差額(⑳の金額)

6．法人税等

(1) 期首未払法人税等の納付時

(未払法人税等) $\overset{※}{4,600}$ 　(現金預金) 4,600

※　$\overset{法人税等納付額}{9,100}$ － $\overset{下記(2)※}{4,500}$ ＝4,600(④の金額)

(2) 仮払法人税等の納付時

(仮払法人税等) $\overset{※}{4,500}$ 　(現金預金) 4,500

※　下記(3)※3参照

(3) 法人税等の計上時

(法　人　税　等) $\overset{※1}{9,200}$ 　(仮払法人税等) $\overset{※3}{4,500}$

　　　　　　　　　　　 (未払法人税等) $\overset{※2}{4,700}$

※1　決算整理後残高試算表の法人税等参照

※2　決算整理後残高試算表の未払法人税等参照

※3　貸借差額(⑨の金額)

7．現金預金勘定

現　金　預　金

期首	16,700	買掛金	162,640
売掛金	208,600	支払手形	78,280
受取手形	84,000	未払配当金	8,600
割引手形	16,065	販売管理費	48,700
受取利息	448	法人税等納付額	9,100
備品売却時	1,300	後T/B	(19,793)※

※　貸借差額(⑦の金額)

問題 6

■解答■

決算整理後残高試算表(X2年3月31日現在)

(単位：円)

勘　定　科　目		金　　額	勘　定　科　目		金　　額
現　　　　　　　金	②	18,000	支　払　手　形		511,100
当　座　預　金	②	1,094,800	買　　掛　　金	①	633,100
受　取　手　形	①	661,100	未　払　販　売　費	②	9,200
売　　掛　　金	①	656,400	未　払　法　人　税　等	①	45,968
繰　越　商　品	①	751,500	未　払　消　費　税　等	②	96,000
建　　　　　　物		2,500,000	貸　倒　引　当　金	①	86,350
車　　　　　　両	①	500,000	賞　与　引　当　金	②	100,000
備　　　　　　品		400,000	退　職　給　付　引　当　金	①	219,420
土　　　　　　地		1,374,500	リ　ー　ス　債　務	①	223,044
リ　ー　ス　資　産	①	274,800	繰　延　税　金　負　債	①	12,000
投　資　有　価　証　券	②	317,500	建物減価償却累計額	①	495,000
破　産　更　生　債　権　等	①	60,000	車両減価償却累計額	①	75,000
繰　延　税　金　資　産	②	139,808	備品減価償却累計額	①	231,250
仕　　　　　　入	①	6,000,000	リース資産減価償却累計額	①	54,960
販　　売　　費	②	676,464	資　　本　　金		4,000,000
一　般　管　理　費	②	191,212	資　本　準　備　金		700,000
棚　卸　減　耗　損	①	6,500	利　益　準　備　金		430,000
減　価　償　却　費	①	251,210	繰　越　利　益　剰　余　金		734,276
貸　倒　引　当　金　繰　入	①	77,350	その他有価証券評価差額金	②	17,940
退　職　給　付　費　用	①	29,620	売　　上　　高		7,500,000
賞　与　引　当　金　繰　入	①	100,000	有　価　証　券　利　息	①	2,600
貸　倒　損　失	①	24,000	法　人　税　等　調　整　額	②	27,768
支　払　利　息	①	8,244			
車　両　売　却　損	②	15,000			
法　人　税　等	①	76,968			
合　　　　計		16,204,976	合　　　　計		16,204,976

採　点　基　準
②点×12個＝24点
①点×26個＝26点
計　　50点

●解説●

1．商品売買

(1) 売上原価の算定等

（仕 入）	621,000	（繰 越 商 品）	621,000
（繰 越 商 品）^{※1}	758,000	（仕 入）	758,000
（棚 卸 減 耗 損）^{※2}	6,500	（繰 越 商 品）	6,500

※1　商品ＢＯＸ

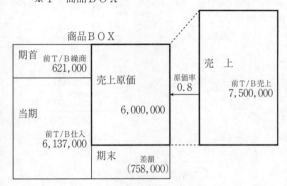

※2　758,000 − 751,500 = 6,500　（上記※1 期末実地）

2．現金預金

(1) 現金

| （販 売 費） | 109,200 | （現　　　　金） | 182,000 |
| （一 般 管 理 費） | 72,800 | | |

(2) 当座預金

① 未渡小切手

| （当 座 預 金） | 36,000 | （買 掛 金） | 36,000 |

② 未取付小切手

仕訳なし

③ 誤記帳

| （一 般 管 理 費） | 16,200 | （当 座 預 金） | 16,200 |

（イ）会社仕訳

| （一 般 管 理 費） | 1,800 | （当 座 預 金） | 1,800 |

（ロ）正しい仕訳

| （一 般 管 理 費） | 18,000 | （当 座 預 金） | 18,000 |

④ 時間外預入

仕訳なし

3．売上債権

(1) 売掛金の回収

| （受 取 手 形） | 72,000 | （売 掛 金） | 72,000 |

(2) 所有手形の不渡り

| （破 産 更 生 債 権 等） | 60,000 | （受 取 手 形） | 60,000 |

4．退職給付引当金

(1) 期首退職給付引当金の設定

| （退 職 給 付 費 用）[※] | 25,000 | （退 職 給 付 引 当 金） | 25,000 |

※　22,500 + 6,000 − 3,500 = 25,000
（勤務費用）（利息費用（注1））（期待運用収益（注2））
＝退職給付費用

（注1）300,000 × 2％ = 6,000
（期首退職給付債務）（割引率）

（注2）100,000 × 3.5％ = 3,500
（期首年金資産）（長期期待運用収益率）

(2) 期中取引の修正

| （退 職 給 付 引 当 金）[※] | 10,200 | （仮 払 金） | 10,200 |

※　8,200 + 2,000 = 10,200
（掛金拠出）（一時金）

(3) 年金基金からの年金給付額

仕訳なし

(4) 期末数理計算上の差異の算定及び償却

| （退 職 給 付 費 用）[※] | 4,620 | （退 職 給 付 引 当 金） | 4,620 |

※　46,200 ÷ 10年 = 4,620

期 末 分 析

	年金資産（実際額）89,000	退職給付債務（実際額）350,000
本来引当計上すべき額 261,000	前T/B 退職給付引当金（適正額）214,800	
	数理計算上の差異　差額（46,200）	

5．賞与引当金

| （賞 与 引 当 金 繰 入） | 100,000 | （賞 与 引 当 金）[※] | 100,000 |

※　150,000 × $\frac{4 ケ月}{6 ケ月}$ = 100,000

6．有価証券

(1) 甲社株式（その他有価証券）

| （投 資 有 価 証 券）^{※1} | 30,000 | （繰 延 税 金 負 債）^{※2} | 12,000 |
| | | （その他有価証券評価差額金）貸借差額 | 18,000 |

※1　220,000 − 190,000 = 30,000
（当期末時価）（取得原価）

※2　30,000 × 40％ = 12,000

(2) 乙社社債（その他有価証券）

① 償却原価法

| （投 資 有 価 証 券） | 600 | （有 価 証 券 利 息）[※] | 600 |

※　(100,000 − 97,000) × $\frac{12 ケ月}{60 ケ月}$ = 600
（額面金額）（取得原価）

② 期末評価

| （繰 延 税 金 資 産）^{※2} | 40 | （投 資 有 価 証 券）^{※1} | 100 |
| （その他有価証券評価差額金）貸借差額 | 60 | | |

※1　(97,000 + 600) − 97,500 = 100
（当期末償却原価）（当期末時価）

※2　100 × 40％ = 40

7．固定資産

(1) 建物

$$（減価償却費）\quad 45,000 \quad \overset{※}{（建物減価償却累計額）}\quad 45,000$$

$$※\quad 2,500,000 × 0.9 × \frac{1年}{50年} = 45,000$$

(2) 車両

① 買換時の修正

$$\overset{}{（車両減価償却累計額）}\quad 320,000 \quad （車\quad 両）\quad 400,000$$

$$（減価償却費）\quad \overset{※1}{20,000} \quad （仮払金）\quad \overset{※2}{455,000}$$

$$（車\quad 両）\quad 500,000$$

$$\overset{貸借差額}{（車両売却損）}\quad 15,000$$

$$※1 \quad 400,000 × \frac{1年}{5年} × \frac{3ヶ月}{12ヶ月} = 20,000$$

$$※2 \quad \overset{新車両}{500,000} - \overset{下取価額}{45,000} = 455,000$$

② 新車両の減価償却

$$（減価償却費）\quad \overset{※}{75,000} \quad \overset{}{（車両減価償却累計額）}\quad 75,000$$

$$※\quad 500,000 × \frac{1年}{5年} × \frac{9ヶ月}{12ヶ月} = 75,000$$

(3) 備品

$$（減価償却費）\quad \overset{※}{56,250} \quad \overset{}{（備品減価償却累計額）}\quad 56,250$$

$$※\quad (400,000 - 175,000) × 0.250 = 56,250$$

(4) リース

① リース取引開始日

$$（リース資産）\quad \overset{※}{274,800} \quad （リース債務）\quad 274,800$$

※(イ) リース料総額の現在価値

$$60,000 × 4.580 = 274,800$$

(ロ) 見積現金購入価額

$$280,000$$

(ハ) (イ) < (ロ) ∴ 274,800

② リース料支払い時の修正

$$（支払利息）\quad \overset{※}{8,244} \quad （仮払金）\quad 60,000$$

$$\overset{貸借差額}{（リース債務）}\quad 51,756$$

$$※\quad 274,800 × 3\% = 8,244$$

③ 減価償却

$$（減価償却費）\quad \overset{※}{54,960} \quad \overset{リース資産}{（減価償却累計額）}\quad 54,960$$

$$※\quad 274,800 × \frac{1年}{5年} = 54,960$$

8．貸倒引当金

(1) 貸倒損失の修正

$$（貸倒引当金）\quad 12,000 \quad （貸倒損失）\quad 12,000$$

(2) 貸倒引当金の設定

$$\overset{}{（貸倒引当金繰入）}\quad \overset{※}{77,350} \quad （貸倒引当金）\quad 77,350$$

$$※①(イ)\quad (\overset{前T/B受手}{649,100} + \overset{上記3.(1)}{72,000} - \overset{上記3.(2)}{60,000}$$

$$+ \overset{前T/B売掛金}{728,400} - \overset{上記3.(1)}{72,000}) × 2\% = 26,350$$

$$(ロ)\quad 26,350 - (\overset{前T/B貸引}{21,000} - \overset{上記(1)}{12,000}) = 17,350$$

$$②\quad \overset{破産更生債権}{60,000} × 100\% = 60,000$$

$$③\quad \overset{上記①(ロ)}{17,350} + \overset{上記②}{60,000} = 77,350$$

9．損益の見越

$$（販売費）\quad 9,200 \quad （未払販売費）\quad 9,200$$

10．税効果会計(その他有価証券を除く)

$$（繰延税金資産）\quad 27,768 \quad \overset{}{（法人税等調整額）}\quad \overset{※}{27,768}$$

※

「前期末」　　　　　　　　　「当期末」

$$\overset{退職給付引当金}{219,420}$$

$$\overset{賞与引当金}{100,000}$$

$$\overset{貸倒引当金(注)}{30,000}$$

$$112,000 \qquad 349,420 \quad ×40\%$$

$$= 139,768$$

+27,768(繰延税金資産の増加)

$$(注)\quad \overset{破産更生債権等}{60,000} × (100\% - 50\%) = \overset{超過額}{30,000}$$

11．税金

(1) 消費税等

$$（仮受消費税等）\quad 750,000 \quad （仮払消費税等）\quad 654,000$$

$$\overset{貸借差額}{（未払消費税等）}\quad 96,000$$

(2) 法人税等

$$（法人税等）\quad 76,968 \quad （仮払法人税等）\quad 31,000$$

$$\overset{貸借差額}{（未払法人税等）}\quad 45,968$$

問 題 7

■解答■

決算整理後残高試算表

X2年 3 月31日　　　　　　　　　　　　　　　（単位：千円）

借方			貸方		
現 金 預 金	①	164,020)	支 払 手 形		211,000
受 取 手 形	①	351,000)	買 掛 金		316,000
売 掛 金	①	526,500)	未 払 費 用	①	2,670)
有 価 証 券	②	309,000)	未 払 法 人 税 等	②	52,734)
繰 越 商 品	①	294,300)	貸 倒 引 当 金	①	17,550)
前 払 費 用	①	1,980)	保 証 債 務	①	1,000)
建 物		800,000	賞 与 引 当 金	②	16,000)
備 品	②	638,500)	退 職 給 付 引 当 金	②	145,000)
車 両	②	500,000)	繰 延 税 金 負 債	①	7,000)
土 地		459,750	試 用 仮 売 上	①	165,000)
投 資 有 価 証 券	①	300,000)	建物減価償却累計額	①	163,200)
関 係 会 社 株 式	②	55,000)	備品減価償却累計額	①	525,000)
繰 延 税 金 資 産	①	84,017)	車両減価償却累計額	①	250,000)
試 用 未 収 金	①	165,000)	資 本 金	①	2,000,000)
仕 入	①	3,474,000)	資 本 準 備 金		145,250
営 業 費	①	123,860)	利 益 準 備 金		117,000
人 件 費	①	214,300)	繰 越 利 益 剰 余 金	①	322,305)
棚 卸 減 耗 損	①	9,700)	その他有価証券評価差額金	②	13,000)
貸 倒 引 当 金 繰 入	①	50)	一 般 売 上	①	3,892,500)
減 価 償 却 費	①	177,200)	試 用 品 売 上	①	495,000)
支 払 利 息		11,040	有 価 証 券 評 価 損 益	①	1,000)
手 形 売 却 損	①	2,000)	為 替 差 損 益	①	9,600)
保 証 債 務 費 用	①	1,000)	法 人 税 等 調 整 額	①	30,642)
関 係 会 社 株 式 評 価 損	①	62,000)			
減 損 損 失	①	61,500)			
法 人 税 等	①	112,734)			
	(	8,898,451)		(	8,898,451)

採 点 基 準	
②点 × 8 個＝16点	
①点 ×34個＝34点	
計	50点

●解説●

仕訳の単位は千円とする。

1．一般販売

（仕　　　入）	267,000	（繰越商品）	267,000
（繰越商品）	184,000	（仕　　　入）	184,000
（棚卸減耗損）	9,700	（繰越商品）	9,700

※　$\underset{\text{帳簿原価}}{184,000} - \underset{\text{実地原価}}{174,300} = 9,700$

2．試用販売

(1) 売上の未処理

| （売　掛　金） | 55,000 | （試用品売上） | 55,000 |
| （試用仮売上） | 55,000 | （試用未収金） | 55,000 |

(2) 返品の未処理

| （試用仮売上） | 16,500 | （試用未収金） | 16,500 |

(3) 期末試用品

| （繰越商品） | 120,000 | （仕　　　入） | 120,000 |

※　$(\underset{\text{前T/B試用未収金}}{236,500} - \underset{\text{上記(1)}}{55,000} - \underset{\text{上記(2)}}{16,500}) \times \underset{\text{試用原価率}}{\dfrac{0.8}{1.1}}$

$= 120,000$

3．有価証券

(1) A社株式及びB社株式（売買目的有価証券）

| （有　価　証　券） | 1,000 | （有 価 証 券
評 価 損 益） | 1,000 |

※① 帳簿価額合計
$\underset{\text{A社株式}}{140,000} + \underset{\text{B社株式}}{168,000} = 308,000$

② 時価合計
$\underset{\text{A社株式}}{144,000} + \underset{\text{B社株式}}{165,000} = 309,000$

③ $\underset{\text{上記②}}{309,000} - \underset{\text{上記①}}{308,000} = 1,000$（評価益）

(2) C社株式（子会社株式）

| （関係会社株式） | 117,000 | （有　価　証　券） | 117,000 |
| （関 係 会 社
株式評価損） | 62,000 | （関係会社株式） | 62,000 |

※　$\underset{\text{C社株式簿価}}{117,000} - \underset{\text{C社株式時価}}{55,000} = 62,000$

(3) D社株式

（投資有価証券）	280,000	（有　価　証　券）	280,000
（投資有価証券）	20,000	（繰延税金負債）	7,000
		（その　他 有 価 証 券 評価差額金）	13,000

※1　$\underset{\text{D社株式時価}}{300,000} - \underset{\text{D社株式簿価}}{280,000} = 20,000$

※2　$20,000 \times 35\% = 7,000$

4．手形の割引

（現　金　預　金）	48,000	（受　取　手　形）	50,000
（手形売却損）	2,000		
（保証債務費用）	1,000	（保　証　債　務）	1,000

5．借入金

決算整理前残高試算表の為替予約勘定から独立処理を採用している事が読み取れる。

なお、為替予約において独立処理を採用した場合の仕訳は、外貨建取引部分と為替予約取引部分から構成されているので、それぞれ別々に示すこととする。

(1) 外貨建取引部分

| （借　入　金） | 547,200 | （現金預金） | 552,000 |
| （為替差損益） | 4,800 | | |

※　$4,800千ドル \times \underset{\text{決済日レート}}{115円} = 552,000$

(2) 為替予約取引部分

| （現金預金） | 24,000 | （為 替 予 約） | 9,600 |
| | | （為替差損益） | 14,400 |

※　$(\underset{\text{決済日レート}}{115円} - \underset{\text{予約レート}}{110円}) \times 4,800千ドル = 24,000$

6．貸倒引当金

| （貸倒引当金
繰　　入） | 50 | （貸倒引当金） | 50 |

※(1)　$\{ (\underset{\text{前T/B受取手形}}{401,000} - \underset{\text{上記4.}}{50,000}) + (\underset{\text{前T/B売掛金}}{471,500}$
$+ \underset{\text{上記2.(1)}}{55,000}) \} \times 2\% = 17,550$

(2)　$\underset{\text{上記(1)}}{17,550} - \underset{\text{前T/B貸引}}{17,500} = 50$

7．固定資産

(1) 減価償却費の計上

（減価償却費）	177,200	（建物減価 償却累計額）	27,200
		（備品減価 償却累計額）	87,500
		（車両減価 償却累計額）	62,500

※1　建物　$800,000 \times 0.034 = 27,200$

※2　備品　$700,000 \times 0.125 = 87,500$

※3　車両　$500,000 \times 0.125 = 62,500$

（注）　取得原価を x とおく。

$x \times 0.125 \times 3年 = 187,500$

$x = 500,000$

(2) 減損損失の計上

| （減　損　損　失） | 61,500 | （備　　　品） | 61,500 |

※① 正味売却価額
113,500

② 使用価値
$55,000 \times 0.95 + (55,000 + 10,000) \times 0.91$
$= 111,400$

③ 回収可能価額
$\underset{\text{上記①}}{113,500} > \underset{\text{上記②}}{111,400} \quad \therefore \quad 113,500$

-122-

④　期末簿価
　　備品取得原価　　前T/B備品減累　　上記(1)※2
　　　700,000 －（　437,500 ＋ 87,500 ）
　　　＝175,000
⑤　　上記④　　　上記③
　　　175,000 － 113,500 ＝ 61,500

8．賞与引当金
(1)　賞与支給時の修正
　　　　　　　　　　　　　　　※
　（賞与引当金）　15,000　（人　件　費）　15,000
　※　決算整理前残高試算表の賞与引当金
(2)　賞与引当金の計上
　　　　　　　　　　　　　　　　　　　　　　※
　（人　件　費）　16,000　（賞与引当金）　16,000
　　　　　　　　 4ヶ月
　※　24,000 × ──── ＝ 16,000
　　　　　　　　 6ヶ月

9．退職給付引当金
(1)　一時金支給時の修正
　（退職給付
　　引 当 金）　30,000　（仮 払 金）　30,000
(2)　退職給付費用の計上
　　　　　　　　　　　　　※　　　　（退職給付
　（人　件　費）　55,000　　引 当 金）　55,000
　　 当期末要支給額　前期末要支給額　一時金支給額
　※　145,000 －（ 120,000 － 30,000 ）
　　　＝55,000

10．費用の見越・繰延
　（営 業 費）　2,670　（未 払 費 用）　2,670
　（前 払 費 用）　1,980　（営 業 費）　1,980

11．法人税等
　（法 人 税 等）　112,734　（仮払法人税等）　60,000
　　　　　　　　　　　　　　　　　　　　　貸借差額
　　　　　　　　　　　　　　（未払法人税等）　52,734

12．税効果会計(その他有価証券を除く。)
　　　　　　　　　　　　　　　（法 人 税 等　　　※
　（繰延税金資産）　30,642　　調 整 額）　30,642
　※
　「前期末」　　　　　　　　　「当期末」
　　　　　　　　　　　　　　　貸倒引当金
　　　　　　　　　　　　　　　17,550
　　　　　　　　　　　　　　　減損損失
　　　　　　　　　　　　　　　61,500
　　　　　　　　　　　　　　　賞与引当金
　　　　　　　　　　　　　　　16,000
　　　　　　　　　　　　　　　退職給付引当金
　　　　　　　　　　　　　　　145,000
　　　　　　　　　　　　　　　240,050　×35%
　　　　　　　　　　　　　　　　　　　　　後T/B繰延税金資産
　　53,375　　　　 ＝84,017.5→　　84,017

　　30,642(繰延税金資産の増加)

13．決算整理前残高試算表の各自推算の金額
(1)　車両
　500,000
　上記7.(1)※3 (注)参照

(2)　一般売上
　　　　　※
　3,892,500
　　　※

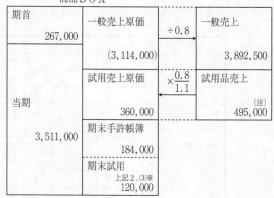

商品BOX

期首	一般売上原価	÷0.8	一般売上
267,000	(3,114,000)		3,892,500
	試用売上原価	×0.8/1.1	試用品売上
当期	360,000		(注) 495,000
3,511,000	期末手許帳簿		
	184,000		
	期末試用 上記2.(3)※		
	120,000		

　　　　　　　　前T/B試用品売上　　上記2.(1)
(注)　　　440,000 ＋ 55,000 ＝ 495,000

(3)　資本金
　2,000,000
　上記(1)、(2)判明後、貸借差額により算出する。

問題 8

■解答■

決算整理後残高試算表(X2年3月31日現在)

(単位：円)

勘 定 科 目		金 額	勘 定 科 目		金 額
現　　　　　金	①	48,100	買　　掛　　金		79,918
当 座 預 金	①	46,400	未　　払　　金	①	1,000
売　　掛　　金		184,600	未 払 営 業 費	①	370
繰 越 商 品	①	27,300	未 払 法 人 税 等		13,520
貯　　蔵　　品	①	1,000	貸 倒 引 当 金		3,692
前 払 保 険 料	①	1,200	社　　　　　債	①	324,000
為 替 予 約	①	15,000	退 職 給 付 引 当 金	①	126,000
建　　　　　物		640,000	繰 延 税 金 負 債		6,000
備　　　　　品	①	60,000	減 価 償 却 累 計 額	①	360,500
車　　　　　両		160,000	資　　本　　金	①	699,000
土　　　　　地		850,000	資 本 準 備 金		109,000
関 係 会 社 株 式		54,000	利 益 準 備 金		7,000
繰 延 税 金 資 産	①	50,400	繰 越 利 益 剰 余 金		373,552
仕　　　　　入		398,640	繰 延 ヘ ッ ジ 損 益	①	9,000
商 品 評 価 損	①	1,820	売　　　　　上		512,760
営　　業　　費	①	31,790	為 替 差 損 益	①	18,000
支 払 保 険 料		3,600	雑　　収　　入	①	8,000
貸 倒 引 当 金 繰 入	①	212	法 人 税 等 調 整 額	①	8,720
棚 卸 減 耗 損	①	2,880			
退 職 給 付 費 用	①	25,400			
減 価 償 却 費		36,657			
備 品 除 却 損	①	7,513			
法　　人　　税　　等		13,520			
合　　　　　計		2,660,032	合　　　　　計		2,660,032

採 点 基 準
①点×25個＝25点

●解説●

1．期末手許商品

（仕　　入）	38,800	（繰 越 商 品）	38,800
（繰 越 商 品）	32,000	（仕　　入）	32,000
（棚卸減耗損）	2,880 ※1	（繰 越 商 品）	4,700
（商品評価損）	1,820 ※2		

※1 $\underset{\text{期末帳簿原価}}{32,000} - \underset{\text{期末実地原価}}{29,120} = 2,880$

※2 $\underset{\text{低下品原価}}{5,000} - \underset{\text{低下品正味売却価額}}{3,180} = 1,820$

2．退職給付引当金

(1) 期首未認識数理計算上の差異の算定

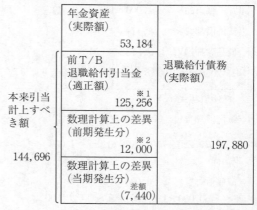

期　　首

年金資産 51,300	
退職給付引当金 104,200	退職給付債務 169,000
未認識 数理計算上の差異 (13,500)	

(2) 期中仕訳（未処理）

① 期首退職給付費用

（退職給付費用） 24,656 ※ （退職給付 引 当 金） 24,656

※ $\underset{\text{勤務費用}}{22,160} + \underset{\text{利息費用(注1)}}{2,535} - \underset{\text{期待運用収益(注2)}}{1,539}$
　$+ \underset{\text{数理差異償却額(注3)}}{1,500} = 24,656$

(注1) $\underset{\text{期首退職給付債務}}{169,000} \times \underset{\text{割引率}}{1.5\%} = 2,535$

(注2) $\underset{\text{期首年金資産}}{51,300} \times \underset{\text{長期期待運用収益率}}{3.0\%} = 1,539$

(注3) $\underset{\text{上記(1)}}{13,500} \div (\underset{\text{未償却年数}}{10年-1年}) = 1,500$

② 期中年金掛金拠出時

（退職給付 引 当 金） 2,200 （当座預金） 2,200

③ 期中年金支給時

仕訳なし

④ 期中一時金支給時

（退職給付 引 当 金） 1,400 （当座預金） 1,400

(3) 期末数理計算上の差異の算定及び償却

① 当期発生数理計算上の差異の算定

年金資産 （実際額） 53,184	
前T/B 退職給付引当金 （適正額） 125,256 ※1	退職給付債務 （実際額）
数理計算上の差異 （前期発生分） 12,000 ※2	197,880
数理計算上の差異 （当期発生分） 差異 (7,440)	

本来引当 計上すべ き額 144,696

※1 $\underset{\text{期首退引}}{104,200} + \underset{\text{上記(2)①}}{24,656} - \underset{\text{上記(2)②}}{2,200} - \underset{\text{上記(2)④}}{1,400}$
　$= 125,256$

※2 $\underset{\text{未認識数理差異}}{13,500} - \underset{\text{期首償却額}}{1,500} = 12,000$

② 期末数理計算上の差異の償却

（退職給付費用） 744 ※ （退職給付 引 当 金） 744

※ $\underset{\text{上記①}}{7,440} \div 10年 = 744$

3．当座預金及び現金の修正

(1) 未渡小切手

（当座預金） 1,000 （未 払 金） 1,000 ※

※ 営業費未払

(2) 現金実査

（現　　金） 8,000 （雑 収 入） 8,000 ※

※ $\underset{\text{実際有高}}{48,100} - \underset{\text{(注)}}{40,100} = 8,000$

(注) $\underset{\text{前T/B現金}}{40,450} - \underset{\text{下記4.(2)①}}{350} = 40,100$

4．減価償却費の計上等

(1) 建　物

（減価償却費） 11,520 ※ （減価償却 累 計 額） 11,520

※ $640,000 \times 0.9 \times 0.020 = 11,520$

(2) 備　品

① 除却の修正

（減価償却 累 計 額）	10,720	（備　　品）	10,720
（貯 蔵 品）	1,000	（現　　金）	350
		（減価償却費）	223
		（備品除却損）	427

(イ) 会社仕訳：
（減価償却費） 1,340 （備　　品） 9,280
（備品除却損） 7,940

問題 8

（ロ）正しい仕訳：

$$\begin{pmatrix}減価償却\\累計額\end{pmatrix}\quad 10,720 \quad （備\quad 品）\quad 20,000$$

（貯蔵品）　1,000　（現　金）　350

（減価償却費）　1,117 ※

（備品除却損）　7,513 貸借差額

※　$20,000 \times 0.067 \times \dfrac{10 \text{ケ月}}{12 \text{ケ月}} = 1,116.666 \rightarrow 1,117$

② 減価償却費（従来分）

（減価償却費）　4,020 ※　$\begin{pmatrix}減価償却\\累計額\end{pmatrix}$　4,020

※　$(\underset{\text{前T/B備品}}{70,720} - \underset{\text{上記①}}{10,720}) \times 0.067 = 4,020$

(3) 車　両

（減価償却費）　20,000 ※　$\begin{pmatrix}減価償却\\累計額\end{pmatrix}$　20,000

※　$(160,000 - 120,000) \times 0.500 = 20,000$

5．貸倒引当金の計上

(1) 貸倒損失の修正

（貸倒引当金）　1,920　（貸倒損失）　1,920

(2) 貸倒引当金の設定

$\begin{pmatrix}貸倒引当金\\繰\quad 入\end{pmatrix}$　212 ※　（貸倒引当金）　212

※　$184,600 \times 2\% - (\underset{\text{前T/B貸引}}{5,400} - \underset{\text{上記(1)}}{1,920}) = 212$

6．費用の見越・繰延

（前払保険料）　1,200 ※　（支払保険料）　1,200

（営業費）　370　（未払営業費）　370

※　$4,800 \times \dfrac{3 \text{ケ月}}{12 \text{ケ月}} = 1,200$

7．外貨建転換社債型新株予約権付社債

(1) 権利行使（未処理）

（社　債）　224,000 ※1　（資本金）　109,000 ※2

　　　　　　　　　　　　（資本準備金）　109,000 ※2

　　　　　　　　　　　　（為替差損益）　6,000 貸借差額

※1　$2,000 \text{ドル} \times \underset{10月1日}{112} = 224,000$

※2　$(2,000 \text{ドル} \times \underset{3月1日}{109}) \times \dfrac{1}{2} = 109,000$

(2) 期末換算

（社　債）　12,000 ※　（為替差損益）　12,000

※①　$(\underset{\text{額面}}{5,000 \text{ドル}} - \underset{\text{権利行使}}{2,000 \text{ドル}}) \times \underset{3月31日}{108} = 324,000$

②　$\underset{\text{前T/B}}{560,000} - 224,000 = 336,000$

③　$② - ① = 12,000$

8．ヘッジ会計

（為替予約）　15,000 ※1　（繰延税金負債）　6,000 ※2

　　　　　　　　　　　　$\begin{pmatrix}繰延ヘッジ\\損\quad 益\end{pmatrix}$　9,000 貸借差額

※1　$15,000 \text{ドル} \times (\underset{3月1日（先物）}{107} - \underset{3月31日（先物）}{106})$
　　　　$= 15,000$

※2　$15,000 \times 40\% = 6,000$

9．税効果会計（ヘッジ会計を除く）

（繰延税金資産）　8,720 ※　$\begin{pmatrix}法人税等\\調整額\end{pmatrix}$　8,720 ※

※

「前期末」　　　　　　　　　「当期末」

　　　　　　　　　　　　　　　退職給付引当金
　　　　　　　　　　　　　　　126,000
　　　　　　　　　　　　　　━━━━━━
　　　　　　　　　　　　　　126,000 ×40%

41,680　　　　　　　　　　= 50,400

+8,720（繰延税金資産の増加）

問題 9

■解答■

損 益 計 算 書

町田商事㈱ 　　自X4年4月1日至X5年3月31日 　　　　（単位：千円）

期 首 商 品 棚 卸 高	（	276,800	売 　 上 　 高		5,107,300
当 期 商 品 仕 入 高	（	3,562,000	期 末 商 品 棚 卸 高	①（	230,000）
商 品 評 価 損	①（	4,800	有 価 証 券 利 息	①（	3,412）
販 　 売 　 費		124,857	雑 　 収 　 入		41,000
一 般 管 理 費	①（	178,907）			
減 価 償 却 費	①（	291,050）			
利 　 息 　 費 　 用	①（	4,440）			
貸 倒 引 当 金 繰 入	①（	6,088）			
棚 卸 減 耗 損	①（	9,200）			
支 　 払 　 利 　 息	①（	12,250）			
①（投資有価証券評価損）	（	8,100）			
①（備 品 売 却 損）	（	8,250）			
法 　 人 　 税 　 等	（	357,600）			
当 期 純 利 益	（	537,370）			
	（	5,381,712）		（	5,381,712）

貸 借 対 照 表

町田商事㈱ 　　　　　X5年3月31日現在 　　　　　　（単位：千円）

現 　 金 　 預 　 金	①（	553,239	支 　 払 　 手 　 形		422,800
受 　 取 　 手 　 形		300,600	買 　 　 掛 　 　 金		415,000
売 　 　 掛 　 　 金		1,403,800	借 　 　 入 　 　 金	①（	400,000）
商 　 　 　 　 　 品	①（	216,000）	未 　 払 　 費 　 用		1,350
建 　 　 　 　 　 物		2,500,000	未 払 法 人 税 等	①（	207,600）
建 物 附 属 設 備	①（	1,148,000）	貸 倒 引 当 金	①（	34,088）
備 　 　 　 　 　 品	①（	1,100,000）	資 産 除 去 債 務	①（	152,440）
土 　 　 　 　 　 地		3,000,000	繰 延 税 金 負 債	①（	350）
投 資 有 価 証 券	①（	122,412）	減 価 償 却 累 計 額	①（	1,204,800）
			資 　 　 本 　 　 金	①（	5,000,000）
			資 　 本 　 準 　 備 　 金		504,900
			利 　 益 　 準 　 備 　 金	①（	429,000）
			繰 越 利 益 剰 余 金	（	1,571,073）
			その他有価証券評価差額金	①（	650）
	（	10,344,051）		（	10,344,051）

採 　 点 　 基 　 準
①点 × 25個 ＝ 25点

●解説●
仕訳の単位は千円とする。

1．手許商品に関する事項

（仕　入）276,800　（繰越商品）276,800

（繰越商品）230,000^{※1}　（仕　入）230,000

（棚卸減耗損）9,200^{※2}　（繰越商品）14,000

（商品評価損）4,800^{※3}

※1　$\underset{\text{帳簿棚卸数量}}{500千個} \times \underset{\text{取得原価}}{@460円} = 230,000$

※2　$(\underset{}{500千個} - \underset{\text{実地棚卸数量}}{480千個}) \times @460円 = 9,200$

※3　$(@460円 - \underset{\text{正味売却価額}}{@450円}) \times 480千個 = 4,800$

2．仮払金の整理（借入金返済に係る仕訳は下記4．参照）

(1) 配当に関する事項

$\left(\begin{smallmatrix}繰越利益\\剰余金\end{smallmatrix}\right)$220,000　（未払配当金）200,000

（利益準備金）20,000[※]

（未払配当金）200,000　（仮　払　金）200,000

※①　$\underset{\text{資本金(注)}}{5,000,000} \times \frac{1}{4} - (\underset{\text{資本準備金}}{504,900} + \underset{\text{利益準備金}}{409,000})$

　　　$= 336,100$

（注）下記9．(2)参照

②　$\underset{\text{配当金}}{200,000} \times \frac{1}{10} = 20,000$

③　①＞②　∴　20,000

(2) 法人税等の中間納付

（仮払法人税等）150,000　（仮　払　金）150,000

3．投資有価証券に関する事項

(1) A社株式

$\left(\begin{smallmatrix}投資有価証券\\評価損益\end{smallmatrix}\right)$8,100[※]　（投資有価証券）8,100

※　$\underset{\text{取得価額}}{15,600} - \underset{\text{当期末時価}}{7,500} = 8,100$

(2) B社株式

（投資有価証券）1,000^{※1}　（繰延税金負債）350^{※2}

　　　　　　　　　$\left(\begin{smallmatrix}その他\\有価証券\\評価差額金\end{smallmatrix}\right)$650^{貸借差額}

※1　$\underset{\text{期末時価}}{20,000} - \underset{\text{取得価額}}{19,000} = 1,000$

※2　$\underset{\text{上記※1}}{1,000} \times \underset{\text{実効税率}}{35\%} = 350$

(3) C社社債

（現　金　預　金）2,500^{※2}　（有価証券利息）3,412^{※1}

（投資有価証券）912^{貸借差額}

※1　$\underset{\text{取得価額}}{94,000} \times \underset{\text{実効利子率}}{7.26\%} \times \frac{6ヶ月}{12ヶ月} = 3,412.2 → 3,412$

※2　$\underset{\text{券面金額}}{100,000} \times \underset{\text{クーポン利率}}{5.0\%} \times \frac{6ヶ月}{12ヶ月} = 2,500$

4．借入金に関する事項

（借　入　金）100,000^{※1}　（仮　払　金）112,250^{借方合計}

（支　払　利　息）12,250^{※2}

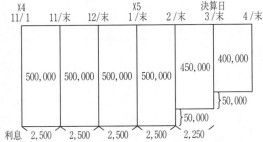

※1　元金返済額（2月末及び3月末）

$\underset{\text{借入金元金総額}}{500,000} \times \frac{2ヶ月}{10ヶ月} = 100,000$

※2　支払利息

(1) 11月末〜2月末

　$500,000 \times 0.5\% \times 4ヶ月（11月〜2月）$

　$= 10,000$

(2) 3月末

　$450,000 \times 0.5\% = 2,250$

(3) (1)+(2)=12,250

5．減価償却に関する事項

(1) 建物

（減価償却費）45,000　$\left(\begin{smallmatrix}減価償却\\累計額\end{smallmatrix}\right)$45,000[※]

※　$\underset{\text{前T/B建物}}{2,500,000} \times 0.9 \times \frac{1年}{50年} = 45,000$

(2) 建物附属設備

① 資産除去債務の計上

（建物附属設備）148,000　（資産除去債務）148,000[※]

※　$\underset{\text{支出見積}}{200,000} \times 0.74 = 148,000$

② 利息費用

（利息費用）4,440　（資産除去債務）4,440[※]

※　$\underset{\text{上記①}}{148,000} \times 3.0\% = 4,440$

③ 減価償却

（減価償却費）114,800　$\left(\begin{smallmatrix}減価償却\\累計額\end{smallmatrix}\right)$114,800[※]

※(イ)　$1,000,000 \times \frac{1年}{10年} = 100,000$

(ロ)　$\underset{\text{上記①}}{148,000} \times \frac{1年}{10年} = 14,800$

(ハ)　(イ)+(ロ)=114,800

(3) 備品

① 買換え

(減価償却累計額)	225,000	(備　　　品)	300,000
(減価償却費)	18,750		
(備品売却損)	8,250		
(備　　　品)	48,000		

(イ) 会社仕訳：

(備　　品) 352,000 （現 金 預 金) 352,000

※

※ 新備品取得価額 下取価額
　　 400,000 － 48,000 ＝ 352,000

(ロ) 正しい仕訳：

(減価償却累計額)	225,000	(備　　　品)	300,000
(減価償却費)※2	18,750	(現 金 預 金)※1	352,000
(備品売却損)	8,250		
(備　　　品) 貸借差額	400,000		

※1　上記(イ)

※2　$300,000 \times \dfrac{1年}{8年} \times \dfrac{6ヶ月}{12ヶ月} = 18,750$

② 減価償却

(減価償却費) 112,500 （減価償却累計額) 112,500

※

※(イ) 従来分

前T/B備品　上記①(イ)※　旧備品取得価額
$(1,352,000 - 352,000 - 300,000) \times \dfrac{1年}{8年}$

$= 87,500$

(ロ) 新規分

新備品取得価額
$400,000 \times \dfrac{1年}{8年} \times \dfrac{6ヶ月}{12ヶ月} = 25,000$

(ハ)　(イ)＋(ロ) ＝ 112,500

6. 貸倒引当金に関する事項

(貸倒引当金繰入) 6,088 （貸倒引当金) 6,088

※

B/S受手　B/S売掛金　　　　前T/B貸引
※　$(300,600 + 1,403,800) \times 2.0\% - 28,000$

$= 6,088$

7. 経過勘定に関する事項

(一般管理費) 1,350 （未払一般管理費) 1,350

8. 法人税等に関する事項

(法 人 税 等)	357,600	(仮払法人税等)	150,000
		(未払法人税等)	207,600

9. 決算整理前残高試算表

(1) 仮払金

※
462,250

上記2.(1)　上記2.(2)　上記4.
※　$200,000 + 150,000 + 112,250 = 462,250$

(2) 資本金

※
5,000,000

※　仮払金を算定後の決算整理前残高試算表の貸借
　差額

問 題 10

■解答■

設問1.

	借　方	金　額	貸　方	金　額	
1.	(当 座 預 金)	45,000	(受 取 手 形)	45,000	①
	(販 売 管 理 費)	20,100	(当 座 預 金)	20,100	②
	(当 座 預 金)	33,600	(未 払 金)	33,600	①
2.	(支 払 利 息)	5,274	(現　　　　金)	24,000	}②
	(リ ー ス 債 務)	18,726			

設問2.

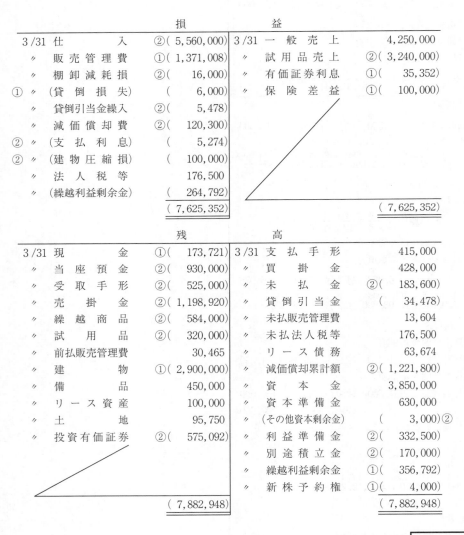

<table>
<tr><th colspan="6" align="center">損　　　　　　益</th></tr>
<tr><td>3/31 仕　　　入</td><td>②(5,560,000)</td><td>3/31 一 般 売 上</td><td>4,250,000</td></tr>
<tr><td>〃 販 売 管 理 費</td><td>①(1,371,008)</td><td>〃 試 用 品 売 上</td><td>②(3,240,000)</td></tr>
<tr><td>〃 棚 卸 減 耗 損</td><td>②(16,000)</td><td>〃 有 価 証 券 利 息</td><td>①(35,352)</td></tr>
<tr><td>① 〃 (貸 倒 損 失)</td><td>(6,000)</td><td>〃 保 険 差 益</td><td>①(100,000)</td></tr>
<tr><td>〃 貸 倒 引 当 金 繰 入</td><td>②(5,478)</td><td></td><td></td></tr>
<tr><td>〃 減 価 償 却 費</td><td>②(120,300)</td><td></td><td></td></tr>
<tr><td>② 〃 (支 払 利 息)</td><td>(5,274)</td><td></td><td></td></tr>
<tr><td>② 〃 (建 物 圧 縮 損)</td><td>(100,000)</td><td></td><td></td></tr>
<tr><td>〃 法 人 税 等</td><td>176,500</td><td></td><td></td></tr>
<tr><td>〃 (繰越利益剰余金)</td><td>(264,792)</td><td></td><td></td></tr>
<tr><td></td><td>(7,625,352)</td><td></td><td>(7,625,352)</td></tr>
</table>

<table>
<tr><th colspan="6" align="center">残　　　　　　高</th></tr>
<tr><td>3/31 現　　　金</td><td>①(173,721)</td><td>3/31 支 払 手 形</td><td>415,000</td></tr>
<tr><td>〃 当 座 預 金</td><td>②(930,000)</td><td>〃 買 掛 金</td><td>428,000</td></tr>
<tr><td>〃 受 取 手 形</td><td>②(525,000)</td><td>〃 未 払 金</td><td>②(183,600)</td></tr>
<tr><td>〃 売 掛 金</td><td>②(1,198,920)</td><td>〃 貸 倒 引 当 金</td><td>(34,478)</td></tr>
<tr><td>〃 繰 越 商 品</td><td>②(584,000)</td><td>〃 未払販売管理費</td><td>13,604</td></tr>
<tr><td>〃 試 用 品</td><td>②(320,000)</td><td>〃 未 払 法 人 税 等</td><td>176,500</td></tr>
<tr><td>〃 前 払 販 売 管 理 費</td><td>30,465</td><td>〃 リ ー ス 債 務</td><td>63,674</td></tr>
<tr><td>〃 建　　　物</td><td>①(2,900,000)</td><td>〃 減 価 償 却 累 計 額</td><td>②(1,221,800)</td></tr>
<tr><td>〃 備　　　品</td><td>450,000</td><td>〃 資 本 金</td><td>3,850,000</td></tr>
<tr><td>〃 リ ー ス 資 産</td><td>100,000</td><td>〃 資 本 準 備 金</td><td>630,000</td></tr>
<tr><td>〃 土　　　地</td><td>95,750</td><td>〃 (その他資本剰余金)</td><td>(3,000)②</td></tr>
<tr><td>〃 投 資 有 価 証 券</td><td>②(575,092)</td><td>〃 利 益 準 備 金</td><td>②(332,500)</td></tr>
<tr><td></td><td></td><td>〃 別 途 積 立 金</td><td>②(170,000)</td></tr>
<tr><td></td><td></td><td>〃 繰 越 利 益 剰 余 金</td><td>①(356,792)</td></tr>
<tr><td></td><td></td><td>〃 新 株 予 約 権</td><td>①(4,000)</td></tr>
<tr><td></td><td>(7,882,948)</td><td></td><td>(7,882,948)</td></tr>
</table>

採 点 基 準
②点×20個＝40点
①点×10個＝10点
計　　50点

●解説●

1．一般販売

（仕　　入）480,000　（繰越商品）480,000

（繰越商品）600,000　（仕　　入）600,000

（棚卸減耗損）16,000※　（繰越商品）16,000

※　600,000 − 584,000 = 16,000
期末帳簿　期末実地

2．試用販売

(1) 未処理

（売掛金）96,000　（試用品売上）96,000

(2) 決算整理

（仕　　入）2,480,000　（試用品）2,480,000

（試用品）320,000※　（仕　　入）320,000

※　下記、試用品BOX参照

試用品BOX

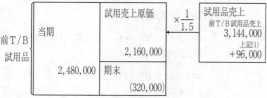

3．剰余金の配当に関する事項等

(1) 別途積立金の取崩し（未処理）

（別途積立金）80,000　（繰越利益剰余金）80,000

(2) 剰余金の配当（未処理）

（繰越利益剰余金）237,500※2　（利益準備金）12,500※1

（未払配当金）225,000

※1 ① 3,850,000前T/B資本金 × 1/4 − (630,000前T/B資本準備金

+ 320,000前T/B利益準備金) = 12,500

② 225,000配当金 × 1/10 = 22,500

③ 12,500上記① < 22,500上記②　∴　12,500

※2　仕訳の貸方合計

(3) 仮払金の修正

（未払配当金）225,000　（仮払金）225,000

4．当座預金

(1) 取立済手形

（当座預金）45,000　（受取手形）45,000

(2) 未取付小切手

仕訳不要

(3) 未通知

（販売管理費）20,100　（当座預金）20,100

(4) 未渡小切手

（当座預金）33,600※　（未払金）33,600

※　下記（参考）参照

(5) 時間外預入

仕訳不要

（参考）

当座預金

前T/B	871,500	(3)販売管理費	20,100
(1)受取手形	45,000	(4)未払金	(33,600)
(4)未払金	(33,600)		
		修正残高	930,000

銀行

証明書	864,000	(2)未取付	84,000
(5)時間外	150,000		
		修正残高	930,000

5．投資有価証券に関する事項（3月利払日未処理）

（現金）12,000※2　（有価証券利息）17,763※1

（投資有価証券）5,763貸借差額

※1　569,329前T/B投有 × 6.24%実効利子率 × 6ヶ月/12ヶ月 = 17,763.064

→17,763

※2　@100×6,000口× 4%クーポン利率 × 6ヶ月/12ヶ月

= 12,000

6．貸倒引当金に関する事項

(1) 期中処理に係る修正仕訳

（貸倒損失）6,000　（貸倒引当金）6,000

(2) 貸倒引当金の設定

（貸倒引当金繰入）5,478※　（貸倒引当金）5,478

※① {(570,000前T/B受取手形 − 45,000上記4.(1)) + (1,102,920前T/B売掛金

+ 96,000上記2.(1))} × 2% = 34,478.4→34,478

② 23,000前T/B貸引 + 6,000上記(1) = 29,000

③ 34,478 − 29,000 = 5,478

7．リースに関する事項

(1) 未処理

（支払利息）5,274※　（現金）24,000

（リース債務）18,726貸借差額

※ 82,400前T/Bリース債務 × 6.4% = 5,273.6→5,274

(2) 減価償却費

（減価償却費）12,500※　（減価償却累計額）12,500

※　100,000リース備品 × 0.125 = 12,500

　なお、当該リース契約は、リース期間終了後、所有権が当社に移転するため、所有権移転ファイナンス・リース取引に該当する。そのため、減価償却費は経済的耐用年数により計上する。

8. 圧縮記帳及び減価償却費の計上
(1) 建物
① 圧縮記帳に係る処理
(イ) 焼失時

(減価償却累計額) 558,000 (建物) 540,000
(減価償却費) 9,000
(火災未決算) 9,000

⑦ 会社仕訳:
(火災未決算) 460,000 (建物) 460,000
(減価償却費) 18,000 (減価償却累計額) 18,000

(ロ) 正しい仕訳:
(減価償却累計額) 540,000 ※1 (建物) 1,000,000
(減価償却費) 9,000 ※2
(火災未決算) 451,000 貸借差額

※1 1,000,000 - 460,000 = 540,000 (注)期首簿価
(注) 建物取得原価
取得原価を x とする
$x \times 0.9 \times 0.020 = 18,000$
$x = 1,000,000$

※2 $1,000,000 \times 0.9 \times 0.020 \times \dfrac{6ヶ月}{12ヶ月} = 9,000$ (注)
(注) 上記※1(注)参照

(ロ) 保険金受取時
(火災未決算) 9,000 (保険差益) 9,000

⑦ 会社仕訳:
(当座預金) 551,000 (火災未決算) 460,000
(保険差益) 91,000

(ロ) 正しい仕訳:
(当座預金) 551,000 (火災未決算) 451,000 ※
(保険差益) 100,000 貸借差額

※ 上記(イ)(ロ)

(ハ) 新建物取得時
(建物) 80,000 (雑費) 80,000

⑦ 会社仕訳:
(建物) 1,420,000 (当座預金) 1,500,000
(雑費) 80,000

(ロ) 正しい仕訳:
(建物) 1,500,000 (当座預金) 1,500,000

(ニ) 決算時
(建物圧縮損) 100,000 (建物) 100,000 ※
※ 上記(ロ)(ロ)参照

② 減価償却費
(減価償却費) 34,000 (減価償却累計額) 34,000 ※

※(イ) 従来分
前T/B建物 上記①(イ)⑦ 上記①(ハ)⑦
$(3,460,000 + 460,000 - 1,420,000$
上記①(イ)(ロ)※1(注)
$- 1,000,000) \times 0.9 \times 0.020 = 27,000$

(ロ) 新規分
上記①(ニ)
$(1,500,000 - 100,000) \times 0.020 \times \dfrac{3ヶ月}{12ヶ月}$
$= 7,000$

(ハ) 上記(イ) 上記(ロ)
$27,000 + 7,000 = 34,000$

(2) 備品
(減価償却費) 64,800 (減価償却累計額) 64,800 ※

※① 前々期減価償却費
前T/B備品
$450,000 \times 0.400 = 180,000$

② 前期減価償却費
前T/B備品 上記①
$(450,000 - 180,000) \times 0.400 = 108,000$

③ 当期減価償却費
前T/B備品 上記① 上記②
$(450,000 - 180,000 - 108,000) \times 0.400$
$= 64,800$

9. 新株予約権に関する事項
(仮受金) 22,000 (自己株式) 20,000
(新株予約権) 1,000 (その他資本剰余金) 3,000

(1) 会社仕訳:
(当座預金) 22,000 (仮受金) 22,000

(2) 正しい仕訳:
(当座預金) 22,000 (自己株式) 20,000
(新株予約権) 1,000 (その他資本剰余金) 3,000 貸借差額

10. 経過勘定項目
(前払販売管理費) 30,465 (販売管理費) 30,465
(販売管理費) 13,604 (未払販売管理費) 13,604

問 題 11

■解答■

設問1.

	借　　方	金　額	貸　　方	金　額	
(1)	現　金　預　金	2,000	支　　　　店	2,000	①
(2)	本　　　　店	1,500	売　　掛　　金	1,500	①
(3)	販　　売　　費	940	支　　　　店	940	①
(4)	本　店　よ　り　仕　入	1,800	本　　　　店	1,800	①

設問2.

合 併 損 益 計 算 書

株式会社ベストスリー　　　　自X3年 4 月 1 日　至X4年 3 月31日　　　　　　（単位：円）

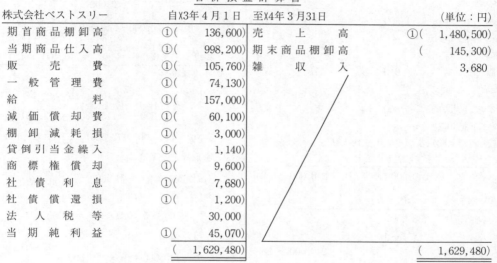

期 首 商 品 棚 卸 高	①（	136,600）	売　　　上　　　高	①（	1,480,500）
当 期 商 品 仕 入 高	①（	998,200）	期 末 商 品 棚 卸 高	（	145,300）
販　　売　　費	①（	105,760）	雑　　収　　入		3,680
一 般 管 理 費	①（	74,130）			
給　　　　料	①（	157,000）			
減 価 償 却 費	①（	60,100）			
棚 卸 減 耗 損	①（	3,000）			
貸 倒 引 当 金 繰 入	①（	1,140）			
商 標 権 償 却	①（	9,600）			
社 債 利 息	①（	7,680）			
社 債 償 還 損	①（	1,200）			
法 人 税 等		30,000			
当 期 純 利 益	①（	45,070）			
	（	1,629,480）		（	1,629,480）

合 併 貸 借 対 照 表

株式会社ベストスリー　　　　　　X4年 3 月31日現在　　　　　　　　　　（単位：円）

現　金　預　金	①（	384,520）	支　払　手　形	（	143,700）
受　取　手　形	（	259,500）	買　　掛　　金	（	102,750）
売　　掛　　金	①（	140,000）	未　払　費　用	①（	6,310）
商　　　　品	①（	142,300）	未 払 法 人 税 等		30,000
前　払　費　用	（	550）	源 泉 税 預 り 金	①（	2,750）
建　　　　物	（	700,000）	貸　倒　引　当　金	①（	7,990）
備　　　　品	（	236,000）	社　　　　債	①（	175,680）
車　　　　両	（	75,000）	減 価 償 却 累 計 額	①（	421,600）
土　　　　地		800,000	資　　本　　金		1,000,000
商　　標　　権	（	68,800）	利　益　準　備　金		160,000
			別　途　積　立　金		551,500
			繰 越 利 益 剰 余 金	（	204,390）
	（	2,806,670）		（	2,806,670）

採　点　基　準
①点×25個＝25点

問題11

●解説●

1．商品仕入取引の概要

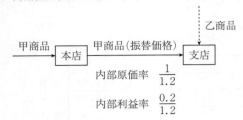

甲商品 → 本店 → 甲商品(振替価格) → 支店 ← 乙商品

内部原価率 $\dfrac{1}{1.2}$

内部利益率 $\dfrac{0.2}{1.2}$

2．未達事項

(1) 本店：

（現 金 預 金） 2,000 （支　　店） 2,000

(2) 支店：

（本　　店） 1,500※ （売 掛 金） 1,500

※ 下記(6)参照

(3) 本店：

（販 売 費） 940 （支　　店） 940

(4) 支店：

（本店より仕入） 1,800※ （本　　店） 1,800

※ 下記(5)参照

(5) 支店向売上勘定及び本店より仕入勘定

〈本店〉　　支店向売上

| 残 | 240,000 | 前T/B | 240,000 |

〈支店〉　　本店より仕入

| 前T/B | 238,200 | | |
| (4) 貸借差額 (1,800) | | 残 | 240,000 |

(6) 支店勘定及び本店勘定

〈本店〉　　支　　店

前T/B	340,220	(1)	2,000
		(3)	940
		残	337,280

〈支店〉　　本　　店

(2) 貸借差額 (1,500)		前T/B	336,980
		(4)	1,800
残	337,280		

3．本店の決算整理事項

(1) 売上原価の算定等

（仕　　入） 118,000 （繰 越 商 品） 118,000

（繰 越 商 品） 123,000 （仕　　入） 123,000

（棚卸減耗損） 3,000※ （繰 越 商 品） 3,000

※ 123,000 − 120,000 = 3,000
　　期末帳簿　 期末実地

(2) 社債

① 買入償還の処理

（社 債 利 息） 720 （社　　債） 720

（社　　債） 116,400 （仮 払 金） 117,600

（社債償還損） 1,200

(イ) 会社仕訳：

（仮 払 金） 117,600 （現 金 預 金） 117,600

(ロ) 正しい仕訳：

（社 債 利 息） 720※1 （社　　債） 720

（社　　債） 116,400※2 （現 金 預 金） 117,600

（社債償還損） 1,200 貸借差額

※1 (イ) $289,200 \times \dfrac{1,200口}{3,000口} = 115,680$
　　　前T/B社債

(ロ) $(120,000 - 115,680) \times \dfrac{6ヶ月}{60ヶ月 - 24ヶ月} = 720$
　　　　上記(イ)

※2 $115,680 + 720 = 116,400$
　　 上記※1　上記※1
　　 (イ)　　(ロ)

② 決算時

（社 債 利 息） 2,160 （社　　債） 2,160※

※(イ) $289,200 - 115,680 = 173,520$
　　　前T/B社債　上記①(イ)※1

(ロ) $(180,000 - 173,520) \times \dfrac{12ヶ月}{36ヶ月} = 2,160$
　　　　上記(イ)

(3) 有形固定資産

（減価償却費） 40,180 （減価償却累計額） 40,180※

※① 建物

$500,000 \times 0.9 \times \dfrac{1年}{50年} = 9,000$

② 備品

$140,000 \times \dfrac{1年}{8年} = 17,500$

③ 車両

$(57,000 - 22,800) \times 0.400 = 13,680$

④ ① + ② + ③ = 40,180

(4) 無形固定資産

（商標権償却） 9,600 （商 標 権） 9,600※

※ $78,400 \times \dfrac{12ヶ月}{98ヶ月} = 9,600$
　　前T/B商標権

(5) 源泉税預り金

（給　　料） 1,750 （源泉税預り金） 1,750

(6) 貸倒引当金

（貸倒引当金繰入） 840 （貸倒引当金） 840※

※① $(202,500 + 112,500) \times 2\% = 6,300$
　　　前T/B受手　前T/B売掛金

② $6,300 - 5,460 = 840$
　　上記①　前T/B貸引

(7) 見越・繰延

（販 売 費） 1,600 （未 払 費 用） 1,600

（給　　料） 3,750 （未 払 費 用） 3,750

4．支店の決算整理事項等

(1) 売上原価の算定等

（仕　　　入）　240,000　（本店より仕入）　240,000 ※1

（仕　　　入）　21,200　（繰 越 商 品）　21,200

（繰 越 商 品）　25,500 ※2 （仕　　　入）　25,500

※1　238,200 ＋ 1,800 ＝240,000
　　　前T/B本店仕入　上記2.(4)

※2　17,400 ＋ 1,800 ＋ 6,300 ＝25,500
　　　甲商品期末帳簿　上記2.(4)　乙商品期末帳簿

(2) 有形固定資産

（減価償却費）　19,920 ※ （減 価 償 却
累 計 額）　19,920

※① 建物

$$200,000 \times 0.9 \times \frac{1年}{50年} = 3,600$$

② 備品

$$96,000 \times \frac{1年}{8年} = 12,000$$

③ 車両

$$(18,000 - 7,200) \times 0.400 = 4,320$$

④ ①＋②＋③＝19,920

(3) 源泉税預り金

（給　　　料）　1,000　（源泉税預り金）　1,000

(4) 貸倒引当金

（貸倒引当金
繰　入）　300 ※ （貸 倒 引 当 金）　300

※①（ 57,000 ＋ 29,000 － 1,500 ）× 2 ％
　　　前T/B受手　前T/B売掛金　上記2.(2)

　　＝1,690

② 1,690 － 1,390 ＝300
　　上記①　前T/B貸引

(5) 見越・繰延

（前 払 費 用）　550　（一般管理費）　550

（給　　　料）　960　（未 払 費 用）　960

5．合併損益計算書の金額

(1) 期首商品棚卸高：136,600

118,000 ＋（ 21,200 － 2,600 ）
本店前T/B繰商　支店前T/B繰商　本店前T/B繰延内部利益

＝136,600

(2) 当期商品仕入高：998,200

945,000 ＋ 53,200 ＝998,200
本店前T/B仕入　支店前T/B仕入

(3) 期末商品棚卸高：145,300

$$123,000 + (17,400 + 1,800) \times \frac{1}{1.2}$$
本店期末帳簿　支店甲商品期末帳簿　上記2.(4)　内部原価率

$$+ 6,300 = 145,300$$
支店乙商品期末帳簿

(4) 売上高：1,480,500

1,110,000 ＋ 370,500 ＝1,480,500
本店前T/B売上　支店前T/B売上

6．合併貸借対照表の金額

商品：142,300

145,300 － 3,000 ＝142,300
上記5.(3)　上記3.(1)※

問 題 12

■解答■

問1

設問1.

A	①	2,890,000	B	①	696,500	C	①	0	D	①	95,750
E	①	429,435	F	①	△7,760	G	①	11,000			

設問2.

新株予約権の権利行使に係る仕訳

（単位：千円）

借　　方	金　　額	貸　　方	金　　額	
新 株 予 約 権	9,000	資 本 金	171,000	①
現 金 預 金	196,200	自 己 株 式	29,100	
		その他資本剰余金	5,100	

問2

連 結 貸 借 対 照 表

X6年3月31日現在　　　　　　　　（単位：千円）

科　　目	金　　額	科　　目	金　　額
現 金 預 金	（ 72,520)	買 掛 金	①（ 48,000)
売 掛 金	①（ 90,000)	貸 倒 引 当 金	①（ 1,800)
商 品	①（ 63,000)	繰 延 税 金 負 債	（ 300)
建 物	①（ 89,000)	減 価 償 却 累 計 額	①（ 11,860)
土 地	①（ 41,000)	資 本 金	①（ 100,000)
の れ ん	（ 3,648)	資 本 剰 余 金	（ 25,000)
		利 益 剰 余 金	①（ 157,468)
		非 支 配 株 主 持 分	①（ 14,740)
合 計	（ 359,168)	合 計	（ 359,168)

連 結 損 益 計 算 書

自X5年4月1日　至X6年3月31日　　　　　　　（単位：千円）

科　　目	金　　額	科　　目	金　　額
売 上 原 価	①（ 476,600)	売 上 高	①（ 710,000)
販 売 管 理 費	（ 162,960)		
貸 倒 引 当 金 繰 入	（ 360)		
減 価 償 却 費	（ 1,780)		
の れ ん 償 却	①（ 192)		
そ の 他 の 費 用	（ 3,240)		
非支配株主に帰属する当期純利益	①（ 2,400)		
親会社株主に帰属する当期純利益	（ 62,468)		
合 計	（ 710,000)	合 計	（ 710,000)

連結株主資本等変動計算書（利益剰余金）

自X5年4月1日　至X6年3月31日　　　　　　　（単位：千円）

科　　目	金　　額	科　　目	金　　額
剰 余 金 の 配 当 等	①（ 15,000)	当 期 首 残 高	①（ 110,000)
当 期 末 残 高	（ 157,468)	親会社株主に帰属する当期純利益	①（ 62,468)
合 計	（ 172,468)	合 計	（ 172,468)

採 点 基 準
①点×25個＝25点

－136－

●解説●

仕訳の単位は千円とする。

問1

1. 当期中の処理

(1) 新株予約権の発行時

(現 金 預 金) 20,000 (新株予約権) 20,000

(2) 株主総会時

① 剰余金の配当

$$\begin{pmatrix}繰 越 利 益 \\ 剰 余 金\end{pmatrix} \quad 115,950 \quad (利益準備金) \quad 7,500^{※1}$$

$$\begin{pmatrix}そ の 他 \\ 資本剰余金\end{pmatrix} \quad 38,650 \quad (資本準備金) \quad 2,500^{※2}$$

(未払配当金) 144,600

※1(イ) $\underset{\text{前期末B/S資本金}}{2,569,000} \times \dfrac{1}{4} - (\underset{\text{前期末B/S資本準備金}}{544,000}$

$+ \underset{\text{前期末B/S利益準備金}}{88,250}) = 10,000$

(ロ) $144,600 \times \dfrac{1}{10} = \underset{\text{配当金}}{14,460}$

(ハ) $\underset{\text{上記(イ)}}{10,000} < \underset{\text{上記(ロ)}}{14,460} \quad \therefore 10,000$

(ニ) $\underset{\text{上記(ハ)}}{10,000} \times \dfrac{\overset{\text{繰越利益剰余金からの配当額}}{108,450}}{\underset{\text{剰余金の配当額}}{144,600}} = 7,500$

※2 $\underset{\text{上記※1(ハ)}}{10,000} \times \dfrac{36,150}{\underset{\text{剰余金の配当額}}{144,600}} = 2,500$

② 別途積立金の積立

$$\begin{pmatrix}繰 越 利 益 \\ 剰 余 金\end{pmatrix} \quad 10,000 \quad (別途積立金) \quad 10,000$$

(3) 新株予約権の権利行使時

(新株予約権) 9,000^{※1} (資 本 金) 171,000 ^{貸借差額}

(現 金 預 金) 196,200^{※2} (自 己 株 式) 29,100^{※3}

$$\begin{pmatrix}そ の 他 \\ 資本剰余金\end{pmatrix} \quad 5,100^{※4}$$

※1 $\underset{\text{発行総額}}{20,000} \times \dfrac{\overset{\text{権利行使数}}{1,800個}}{\underset{\text{発行総数}}{4,000個}} = 9,000$

※2 $\underset{\text{払込総額}}{436,000} \times \dfrac{\overset{\text{権利行使数}}{1,800個}}{\underset{\text{発行総数}}{4,000個}} = 196,200$

※3 $97 \times 300株 = 29,100$

(注) $\underset{\text{前期末B/S 自己株式}}{43,650} \div 450株 = 97^{(注)}$

※4① $(9,000 + 196,200) \times \dfrac{300株}{1,500株 + 300株}$

$= 34,200$

② $\underset{①}{34,200} - \underset{\text{上記※3}}{29,100} = 5,100$

(4) 自己株式の消却時

$$\begin{pmatrix}そ の 他 \\ 資本剰余金\end{pmatrix} \quad 6,790 \quad (自 己 株 式) \quad 6,790^{※}$$

※ $\underset{\text{前期末B/S自己株式}}{43,650} \times \dfrac{\overset{\text{消却数}}{70株}}{\underset{\text{前期末自己株式数}}{450株}} = 6,790$

(5) 追加募集

(現 金 預 金) 300,000 (資 本 金) 150,000^{※①}

(資本準備金) 150,000^{貸借差額}

※① @150 × 2,000株 = 300,000

② $300,000 \times \dfrac{1}{2} = 150,000$

(6) 繰越利益剰余金からの振替

$$\begin{pmatrix}繰 越 利 益 \\ 剰 余 金\end{pmatrix} \quad 1,000 \quad \begin{pmatrix}そ の 他 \\ 資本剰余金\end{pmatrix} \quad 1,000^{※}$$

※ $\underset{\text{前期末B/Sそ資}}{39,340} - \underset{\text{上記(2)①}}{38,650} + \underset{\text{上記(3)}}{5,100} - \underset{\text{上記(4)}}{6,790}$

$= \triangle1,000$

(7) 当期純利益の振替

(損 益) 248,385 $\begin{pmatrix}繰 越 利 益 \\ 剰 余 金\end{pmatrix}$ 248,385

2. 設問1.の各金額

(1) 当期末における貸借対照表の資本金(Aの金額)

2,890,000^{※}

※ $\underset{\text{前期末B/S資本金}}{2,569,000} + \underset{\text{上記1.(3)}}{171,000} + \underset{\text{上記1.(5)}}{150,000} = 2,890,000$

(2) 当期末における貸借対照表の資本準備金(Bの金額)

696,500^{※}

※ $\underset{\text{前期末B/S資本準備金}}{544,000} + \underset{\text{上記1.(2)①}}{2,500} + \underset{\text{上記1.(5)}}{150,000}$

$= 696,500$

(3) 当期末における貸借対照表のその他資本剰余金(Cの金額)

0^{※}

※ $\underset{\text{前期末B/Sその他資本剰余金}}{39,340} - \underset{\text{上記1.(2)①}}{38,650} + \underset{\text{上記1.(3)}}{5,100}$

$- \underset{\text{上記1.(4)}}{6,790} + \underset{\text{上記1.(6)}}{1,000} = 0$

(4) 当期末における貸借対照表の利益準備金(Dの金額)

95,750^{※}

※ $\underset{\text{前期末B/S利益準備金}}{88,250} + \underset{\text{上記1.(2)①}}{7,500} = 95,750$

(5) 当期末における繰越利益剰余金(Eの金額)

429,435^{※}

※ $\underset{\text{前期末B/S繰利}}{308,000} - \underset{\text{上記1.(2)①}}{115,950} - \underset{\text{上記1.(2)②}}{10,000} - \underset{\text{上記1.(6)}}{1,000}$

$+ \underset{\text{上記1.(7)}}{248,385} = 429,435$

(6) 当期末における貸借対照表の自己株式(Fの金額)

△7,760^{※}

※ $\underset{\text{前期末B/S自己株式}}{43,650} - \underset{\text{上記1.(3)※3}}{29,100} - \underset{\text{上記1.(4)※}}{6,790}$

$= 7,760$

(7) 当期末における貸借対照表の新株予約権(Gの金額)

11,000^{※}

※ $\underset{\text{上記1.(1)}}{20,000} - \underset{\text{上記1.(3)※1}}{9,000} = \underset{\text{当期末新株予約権}}{11,000}$

問題 12

問2

1．S社の土地の時価評価

(土　　地) 1,000 ※1　(繰延税金負債) 300 ※2

(評　価　差　額) 700 ←貸借差額

※1 $\underset{時価}{11,000} - \underset{簿価}{10,000} = 1,000$

※2 $1,000 \times 30\% = 300$

2．開始仕訳(投資と資本の相殺消去)

(資　本　金) 30,000 (S　社　株　式) 54,800

(資本剰余金) 15,000 (非　支　配　株主持分) 12,740 ※2

(利益剰余金) 18,000 ※1

(評　価　差　額) 700

(の　れ　ん) 3,840 ←貸借差額

※1 S社利益剰余金期首残高

※2 $(\underset{資本金}{30,000} + \underset{資本剰余金}{15,000} + \underset{利益剰余金}{18,000} + \underset{評価差額}{700})$
　　　$\times 20\% = 12,740$

3．のれんの償却

(のれん償却) 192 ※ (の　れ　ん) 192

※ $3,840 \times \dfrac{1年}{20年} = 192$

4．S社の当期純利益の非支配株主持分への振替

(非支配株主に帰属する当期純利益) 2,400 (非　支　配　株主持分) 2,400 ※

※ $\underset{S社当期純利益}{12,000} \times 20\% = 2,400$

5．剰余金の配当の修正

(受取配当金) 1,600 ※2 (利益剰余金) 2,000 ※1

(非　支　配　株主持分) 400 ※3

※1 S社剰余金の配当等

※2 $2,000 \times 80\% = 1,600$

※3 $2,000 \times 20\% = 400$

6．未達商品

(商　　品) 3,000 (買　掛　金) 3,000

7．売上高と売上原価の相殺消去

(売　上　高) 120,000 (売　上　原　価) 120,000

8．未実現利益の消去

(売　上　原　価) 3,600 ※ (商　　品) 3,600

※ $(15,000 + \underset{未達分}{3,000}) \times (1 - \underset{原価率}{80\%}) = 3,600$

9．債権債務の相殺消去

(買　掛　金) 12,000 (売　掛　金) 12,000

10．貸倒引当金の調整

(貸倒引当金) 240 ※ (貸倒引当金繰入) 240

※ $\underset{上記9.}{12,000} \times 2\% = 240$

11．固定資産の売却に係る未実現利益の消去

(建物売却益) 1,000 ※ (建　　物) 1,000

(減価償却累計額) 20 (減価償却費) 20

※ $\underset{売却額}{9,000} - (\underset{取得原価}{10,000} - \underset{減累}{2,000}) = 1,000$

－138－

■解答■

製 造 原 価 報 告 書

㈱川口工業　　　　　　自X1年4月1日　至X2年3月31日　　　　　　（単位：円）

Ⅰ　材　料　費

期首材料棚卸高	（　　228,000）②	
当期材料仕入高	（　2,340,000）	
合　　計	（　2,568,000）	
期末材料棚卸高	（　　198,000）②	
当期材料費		（　2,370,000）

Ⅱ　労　務　費

賃金給料	（　　600,000）②	
賞与手当	（　　200,000）②	
賞与引当金繰入	（　　120,000）②	
退職給付費用	（　　54,000）	
法定福利費	（　　24,000）	
当期労務費		（　　998,000）

Ⅲ　経　　　費

建物減価償却費	（　　27,000）②	
機械減価償却費	（　　160,000）②	
備品減価償却費	（　　63,000）	
保険料	（　　26,250）	
修繕費	（　　119,500）②	
租税公課	（　　37,120）②	
材料棚卸減耗損	（　　6,000）①	
その他の製造経費	（　　169,930）②	
当期経費		（　　608,800）
当期総製造費用		（　3,976,800）
期首仕掛品棚卸高		（　　263,200）②
合　　計		（　4,240,000）
期末仕掛品棚卸高		（　　240,000）①
当期製品製造原価		（　4,000,000）

損 益 計 算 書

㈱川口工業　　　　　　自X1年4月1日　至X2年3月31日　　　　　　（単位：円）

Ⅰ　売　上　高

1．商品売上高	（　3,045,000）	
2．製品売上高	（　5,304,000）	（　8,349,000）①

Ⅱ　売　上　原　価

1．商品売上原価		
期首商品棚卸高	（　　336,000）	
当期商品仕入高	（　2,400,000）②	
合　　計	（　2,736,000）	
期末商品棚卸高	（　　300,000）	（　2,436,000）

2．製品売上原価

期首製品棚卸高	（ 490,000）①	
当期製品製造原価	（ 4,000,000）	
合　計	（ 4,490,000）	
期末製品棚卸高	（ 420,000）①	（ 4,070,000）
売上総利益		（ 1,843,000）

Ⅲ　販売費及び一般管理費

賃金給料	（ 360,000）	
賞与手当	（ 120,000）	
賞与引当金繰入	（ 72,000）	
退職給付費用	（ 32,400）②	
法定福利費	（ 14,400）②	
建物減価償却費	（ 24,400）①	
備品減価償却費	（ 69,000）①	
ソフトウェア償却	（ 7,200）①	
保険料	（ 26,250）②	
修繕費	（ 37,500）	
研究開発費	（ 86,500）①	
租税公課	（ 20,080）	
商品棚卸減耗損	（ 12,000）②	
貸倒引当金繰入	（ 23,900）②	
貸倒損失	（ 8,400）①	
その他の営業費	230,000	（ 1,144,030）
営業利益		（ 698,970）

Ⅳ　営業外収益

受取利息	4,800	
雑収入	13,000	17,800

Ⅴ　営業外費用

支払利息	（ 51,800）	（ 51,800）
経常利益		（ 664,970）

Ⅵ　特別利益

保険差益	（ 72,500）②	（ 72,500）

Ⅶ　特別損失

火災損失	（ 2,000）②	
建物圧縮損	（ 72,500）	（ 74,500）
税引前当期純利益		（ 662,970）
法人税等	（ 320,000）	
法人税等調整額	（ 10,080）	（ 330,080）②
当期純利益		（ 332,890）

<table>
<tr><td colspan="2">採点基準</td></tr>
<tr><td colspan="2">②点×20個＝40点</td></tr>
<tr><td colspan="2">①点×10個＝10点</td></tr>
<tr><td>計</td><td>50点</td></tr>
</table>

●解説●

1．材料

（材料仕入）228,000　（材　料）228,000

（材　料）198,000　（材料仕入）198,000

（材料棚卸減耗損）6,000　（材　料）6,000※

※　198,000−192,000＝6,000
　　期末帳簿　期末実地

2．商品

（商品仕入）336,000　（繰越商品）336,000

（繰越商品）300,000　（商品仕入）300,000

（商品棚卸減耗損）12,000　（繰越商品）12,000※

※　300,000−288,000＝12,000
　　期末帳簿　期末実地

3．保険金の処理

（建物減価償却費）1,500　（保険差益）9,500

（備品減価償却費）6,000

（火災損失）2,000

(1) 会社仕訳：

（建物減価償却累計額）171,000　（建　物）500,000

（備品減価償却累計額）72,000　（備　品）180,000

（現金預金）500,000　（保険差益）63,000

(2) 正しい仕訳：

① 火災発生時

(イ) 建物

（建物減価償却累計額）171,000　（建　物）500,000

（建物減価償却費）1,500※

（火災未決算）327,500

※　$500,000 \times 0.9 \times 0.020 \times \dfrac{2ヶ月}{12ヶ月} = 1,500$

(ロ) 備品

（備品減価償却累計額）72,000　（備　品）180,000

（備品減価償却費）6,000※

（火災未決算）102,000

※　$180,000 \times 0.200 \times \dfrac{2ヶ月}{12ヶ月} = 6,000$

② 保険金受取時

(イ) 建物

（現金預金）400,000　（火災未決算）327,500

（保険差益）72,500

(ロ) 備品

（現金預金）100,000　（火災未決算）102,000

（火災損失）2,000

③ 上記①及び②の仕訳を合計で示すと次のようになる。

（建物減価償却累計額）171,000　（建　物）500,000

（備品減価償却累計額）72,000　（備　品）180,000

（建物減価償却費）1,500　（保険差益）72,500

（備品減価償却費）6,000

（現金預金）500,000

（火災損失）2,000

4．建設仮勘定

（建　物）800,000　（建設仮勘定）600,000

（現金預金）200,000

期中に完成・引渡しを受けているため建物勘定に振替える。

5．仮払金の整理

（租税公課）40,000　（仮払金）364,000

（修繕費）32,000

（建　物）7,500

（保険料）48,000

（研究開発費）86,500※

（仮払法人税等）150,000

※　$\underset{機械装置の購入代価}{79,400} + \underset{人件費}{7,100} = 86,500$

機械装置については、それが特定の研究開発目的にのみ使用され、他の目的に使用できないので、固定資産として計上するのではなく、研究開発費として費用処理をする。

6．賃金給料

（賃金給料）11,200　（源泉税預り金）8,000

（社会保険料預り金）3,200

(1) 会社仕訳：

（賃金給料）68,800※　（現金預金）68,800

※　$\underset{賃金給料}{80,000} - \underset{所得税預り金}{8,000} - \underset{社会保険料預り金}{3,200} = \underset{正味支給額}{68,800}$

(2) 正しい仕訳：

（賃金給料）80,000　（現金預金）68,800

（源泉税預り金）8,000

（社会保険料預り金）3,200

7．法定福利費

（社会保険料預り金）38,400　（法定福利費）38,400

(1) 会社仕訳：

（法定福利費）76,800　（現金預金）76,800

(2) 正しい仕訳：

（法定福利費）38,400※　（現金預金）76,800

（社会保険料預り金）38,400

※　$76,800 \times 50\% = 38,400$

社会保険料の半額は従業員負担であるため、社会保険料預り金と相殺する。但し、決算整理前残高試算表上の社会保険料預り金勘定の金額35,200円は、上記6.の修正前の金額であることに注意する。

8. 賞与引当金

(1) 賞与支給時

（賞 与 引 当 金）160,000 （賞 与 手 当）160,000

① 会社仕訳：
（賞 与 手 当）480,000 （現 金 預 金）480,000
② 正しい仕訳：
（賞 与 引 当 金）160,000 （現 金 預 金）480,000
（賞 与 手 当）320,000

(2) 繰 入

（賞与引当金繰入）※ 192,000 （賞 与 引 当 金）192,000

※ $288,000 \times \dfrac{4\,ヶ月}{6\,ヶ月} = 192,000$

9. 退職給付引当金

（退職給付費用）※ 86,400 （退職給付引当金）86,400

※(1) 勤務費用 80,606

(2) 利息費用 14,754

（注） $\underset{\text{期首退職給付債務}}{983,600} \times \underset{\text{割引率}}{1.5\%} = 14,754$

(3) 期待運用収益 8,960

（注） $\underset{\text{期首年金資産}}{320,000} \times \underset{\text{長期期待運用収益率}}{2.8\%} = 8,960$

(4) $\underset{\text{上記(1)}}{80,606} + \underset{\text{上記(2)}}{14,754} - \underset{\text{上記(3)}}{8,960} = 86,400$

10. 貸倒損失

（貸倒引当金）24,000 （貸倒損失）24,000

(1) 会社仕訳：
（貸 倒 損 失）32,400 （売 掛 金）32,400
(2) 正しい仕訳：
（貸 倒 引 当 金）24,000 （売 掛 金）32,400
（貸 倒 損 失）8,400

11. 貸倒引当金

（貸倒引当金繰入）※ 23,900 （貸 倒 引 当 金）23,900

※(1) $\underset{\text{前T/B貸引}}{30,000} - \underset{\text{上記10.}}{24,000} = 6,000$

(2) $\underset{\text{受取手形}}{(620,000} + \underset{\text{売掛金}}{875,000)} \times 2\% = 29,900$

(3) $\underset{\text{上記(2)}}{29,900} - \underset{\text{上記(1)}}{6,000} = 23,900$

12. 減価償却

(1) 建 物

① 従来分

（建物減価償却費）※ 45,000 （建物減価償却累計額）45,000

※ $2,500,000 \times 0.9 \times 0.020 = 45,000$

② 新築分（圧縮記帳）

（建物圧縮損）72,500 （建 物）72,500
（建物減価償却費）4,900 （建物減価償却累計額）4,900

※ $\underset{\text{上記4. 登記料　圧縮損}}{(800,000 + 7,500 - 72,500)} \times 0.020 \times \dfrac{4\,ヶ月}{12\,ヶ月}$
　$= 4,900$

(2) 機 械

（機械減価償却費）※ 160,000 （機械減価償却累計額）160,000

※ $1,600,000 \times 0.100 = 160,000$

(3) 備 品

（備品減価償却費）※ 126,000 （備品減価償却累計額）126,000

※ $630,000 \times 0.200 = 126,000$

(4) ソフトウェア

（ソフトウェア償却）※ 7,200 （ソフトウェア）7,200

※ $36,000 \times \dfrac{12\,ヶ月}{60\,ヶ月} = 7,200$

13. 費用の見越・繰延

（賃 金 給 料）20,000 （未払賃金給料）20,000
（前払その他の製造経費）1,330 （その他の製造経費）1,330
（前 払 利 息）5,200 （支 払 利 息）5,200
（前 払 保 険 料）36,000 （保 険 料）※ 36,000

※ $48,000 \times \dfrac{\underset{\text{上記5.}}{9\,ヶ月}（4/1～12/31）}{12\,ヶ月} = 36,000$

14. 法人税等

（法 人 税 等）320,000 （仮払法人税等）150,000
（未払法人税等）170,000

15. 税効果会計

（法人税等調整額）※ 10,080 （繰延税金資産）10,080

※

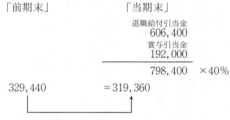

「前期末」　　　　　　「当期末」

退職給付引当金
606,400

賞与引当金
192,000

798,400 ×40%

329,440 = 319,360

△10,080（繰延税金資産の減少）

16. 諸費用の按分

	製 造	営 業	合 計
賃 金 給 料	(5/8) 600,000	(3/8) 360,000	960,000
賞 与 手 当	(5/8) 200,000	(3/8) 120,000	320,000
賞 与 引 当 金 繰 入	(5/8) 120,000	(3/8) 72,000	192,000
退 職 給 付 費 用	(5/8) 54,000	(3/8) 32,400	86,400
法 定 福 利 費	(5/8) 24,000	(3/8) 14,400	38,400
建 物 減 価 償 却 費	※1 (60%) 27,000	※2 (40%) 24,400	51,400
機 械 減 価 償 却 費	(100%) 160,000	——	160,000
備 品 減 価 償 却 費	※3 (50%) 63,000	※4 (50%) 69,000	132,000
保 険 料	※5 (50%) 26,250	※5 (50%) 26,250	52,500
修 繕 費	※6 (70%) 119,500	※7 (30%) 37,500	157,000
租 税 公 課	※8 (60%) 37,120	※9 (40%) 20,080	57,200

※1 $\underset{\text{従来分}}{45,000} \times 60\% = 27,000$

※2 $45,000 \times 40\% + \underset{\text{焼失分}}{1,500} + \underset{\text{新築分}}{4,900} = 24,400$

事務所用建物に係る減価償却費(焼失分及び新築分)は、すべて営業負担となる。

※3 $\underset{\text{従来分}}{126,000} \times 50\% = 63,000$

※4 $126,000 \times 50\% + \underset{\text{焼失分}}{6,000} = 69,000$

焼失分は、事務所用建物内で利用されていたことから、すべて営業負担となる。

※5 $\{\underset{\text{前T/B}}{40,500} + (\underset{\text{上記5.}}{48,000} - \underset{\text{上記13.}}{36,000})\} \times 50\%$
$= 26,250$

※6 $\underset{\text{前T/B}}{125,000} \times 70\% + \underset{\text{機械修繕費}}{32,000} = 119,500$

機械の負担割合が製造関係100%であるため、その機械に係る定期修繕費についても、すべて製造負担となる。

※7 $125,000 \times 30\% = 37,500$

※8 $\underset{\text{前T/B}}{17,200} \times 60\% + \underset{\text{製造分固定資産税}}{26,800} = 37,120$

※9 $17,200 \times 40\% + (\underset{\text{上記5.}}{40,000} - \underset{\text{製造分固定資産税}}{26,800})$
$= 20,080$

-143-

■解答■

問1

(単位：円)

①	23,000	②	22,500	③	3,875
④	430	⑤	2,910	⑥	200,000
⑦	23,500	⑧	24,000	⑨	2,310
⑩	220				(各①点)

問2

直接法によるキャッシュ・フロー計算書

キャッシュ・フロー計算書

自X4年4月1日　至X5年3月31日　　　(単位：円)

I　営業活動によるキャッシュ・フロー
　　　営　業　収　入　　　　　　　　　(　　　1,010,000)②
　　　商品の仕入れによる支出　　　　　(　　△621,000)②
　　　人　件　費　の　支　出　　　　　(　　△180,000)②
　　　その他の営業支出　　　　　　　　(　　　△72,850)②
　　　　　小　　　計　　　　　　　　　(　　　136,150)
　　　利息及び配当金の受取額　　　　　(　　　　3,130)②
　　　法　人　税　等　の　支　払　額　(　　　△47,500)②
　　　営業活動によるキャッシュ・フロー(　　　　91,780)
II　投資活動によるキャッシュ・フロー
　　　関係会社株式の売却による収入　　(　　　　8,100)②
　　　投資活動によるキャッシュ・フロー(　　　　8,100)
III　財務活動によるキャッシュ・フロー
　　　配　当　金　の　支　払　額　　　　　　　△35,000
　　　財務活動によるキャッシュ・フロー　　　　△35,000
IV　現金及び現金同等物の増加額　　　　(　　　　64,880)
V　現金及び現金同等物の期首残高　　　　　　　51,965
VI　現金及び現金同等物の期末残高　　　(　　　116,845)①

採 点 基 準	
②点 × 7 個 = 14点	
①点 × 11個 = 11点	
計	25点

●解説●

1．商品

(1) 売上債権の推移

売 上 債 権

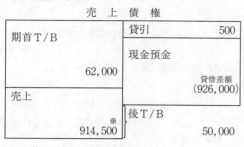

期首T/B 62,000	貸引 500
	現金預金
	貸借差額 (926,000)
売上 ※ 914,500	後T/B 50,000

※ 後T/B売上 998,500 − 現金売上 84,000 ＝ 914,500

(2) 仕入債務の推移

仕 入 債 務

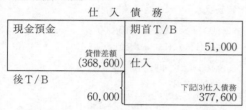

現金預金 貸借差額 (368,600)	期首T/B 51,000
後T/B 60,000	仕入 下記(3)仕入債務 377,600

(3) 商品BOX

商 品 B O X

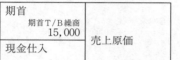

期首 期首T/B繰商 15,000	売上原価
現金仕入 252,400	後T/B仕入 620,000
仕入債務 差額 (377,600)	商品評価損 後T/B 2,500
	期末 期末帳簿棚卸高 25,000	正味売却価額 (22,500) (問1②)

2．貸付金

（現 金 預 金） 2,310 （受 取 利 息） 2,310 ※

※ 66,000×3.5％＝2,310（問1⑨）

3．引当金

(1) 貸倒引当金

貸 倒 引 当 金

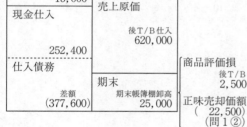

貸倒れ 500	期首T/B 670
後T/B 600	繰入 貸借差額 (430) (問1④)

(2) 賞与引当金

賞 与 引 当 金

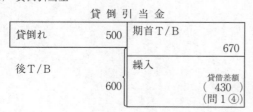

支給 ※ 15,000	期首T/B 15,000
後T/B 15,600	繰入 後T/B 15,600

※ 期中賞与支給時の仕訳（合計額）

（賞与引当金） 15,000 (注1) （現 金 預 金） 60,000 (注3)

（賞 与 手 当） 45,000 (注2)

（注1） 期首試算表より

（注2） 決算整理後残高試算表より

（注3） 借方合計

4．有価証券

(1) A社株式

① 期中売却時の仕訳

（現 金 預 金） 8,100 ※2 （関係会社株式） 9,000

（関係会社 株式売却損） 900 ※1

※1 決算整理後残高試算表より

※2 貸借差額（関係会社株式の売却による収入）直接法C/F

② 決算整理仕訳

仕訳なし

③ 期首試算表 関係会社株式

帳簿価額 14,000 ＋ 上記① 9,000 ＝ 23,000（問1①）

(2) B社社債

① 期首再振替仕訳

（有価証券利息） 30 ※ （未 収 収 益） 30

※ $4,000 \times 3\% \times \dfrac{3 \text{ヶ月}}{12 \text{ヶ月}} = 30$

② 6月末利払日

（現 金 預 金） 60 （有価証券利息） 60 ※

※ $4,000 \times 3\% \times \dfrac{6 \text{ヶ月}}{12 \text{ヶ月}} = 60$

③ 12月末利払日

（現 金 預 金） 60 （有価証券利息） 60 ※

※ $4,000 \times 3\% \times \dfrac{6 \text{ヶ月}}{12 \text{ヶ月}} = 60$

④ 決算整理仕訳

(イ) 利息の見越計上

（未 収 収 益） 30 （有価証券利息） 30 ※

※ $4,000 \times 3\% \times \dfrac{3 \text{ヶ月}}{12 \text{ヶ月}} = 30$

(ロ) 償却原価法による償却額の計上

（投資有価証券） 100 （有価証券利息） 100

※ $(4,000 - 3,775) \times \dfrac{12 \text{ヶ月}}{(36 \text{ヶ月} - 9 \text{ヶ月})} = 100$

⑤ 決算整理後残高試算表　投資有価証券
　　期首T/B　　上記④(ロ)※
　　3,775　＋　100　＝3,875(問1③)

⑥ 決算整理後残高試算表　有価証券利息

有 価 証 券 利 息

	上記① 30	上記② 60
		上記③ 60
後T/B 220 (問1⑩)		上記④(イ) 30
		上記④(ロ) 100

5．有形固定資産

　（減価償却費）　2,910※　（減価償却累計額）　2,910
　　※　20,010－17,100＝2,910(問1⑤)

6．剰余金の配当等
(1) 株主総会時の仕訳
　（繰越利益剰余金）38,500　（利益準備金）　3,500
　　　　　　　　　　　　　　（未払配当金）　35,000

(2) 配当金支払時の仕訳
　（未払配当金）　35,000　（現金預金）　35,000※
　　　　　　　　直接法C/F
　　※　35,000(配当金の支払額)

(3) 決算整理後残高試算表　利益準備金
　　期首T/B　　上記(1)
　　20,000＋3,500＝23,500(問1⑦)

(4) 決算整理後残高試算表　繰越利益剰余金
　　期首T/B　　　上記(1)
　　62,500－38,500＝24,000(問1⑧)

7．その他営業費

その他営業費

期首T/B 前払費用 500	後T/B 前払費用
	800
現金預金 貸借差額 (72,850)	後T/B 72,550

8．法人税等
(1) 期中未払法人税等・仮払法人税等納付時の仕訳(合計額)
　（未払法人税等）25,000※1　（現金預金）47,500※3
　（仮払法人税等）22,500※2
　　※1　期首試算表より
　　※2　下記(2)
　　　　　　　　　　直接法C/F
　　※3　借方合計(法人税等の支払額)

(2) 決算時
　（法人税等）42,700　（仮払法人税等）22,500
　　　　　　　　　　　　　　　　　　　　貸借差額
　　　　　　　　　　　（未払法人税等）20,200※
　　※　決算整理後残高試算表より

9．上記以外の期首試算表・決算整理後残高試算表の各金額
(1) 期首試算表・決算整理後残高試算表　資本金
　　200,000※
　　※　問1①解答後、期首試算表の貸借差額
　　　　　　　　　　　　　　　　　　　　　　(問1⑥)

(2) 決算整理後残高試算表　現金預金
　　116,845※
　　※　決算整理後残高試算表の貸借差額又は直接法によるキャッシュ・フロー計算書の現金及び現金同等物の期末残高

10．上記以外の直接法によるキャッシュ・フロー計算書の各金額
(1) 営業収入
　　上記1.(1)　　現金売上
　　926,000＋84,000＝1,010,000

(2) 商品の仕入れによる支出
　　上記1.(2)　　現金仕入
　　368,600＋252,400＝621,000

(3) 人件費の支出
　　後T/B給料　上記3.(2)※(注3)
　　120,000＋60,000＝180,000

(4) その他の営業支出
　　上記7.
　　72,850

(5) 利息及び配当金の受取額
　　上記2.　　上記4.(2)②　上記4.(2)③　後T/B受配
　　2,310＋　60　＋　60　＋　700　＝3,130

（参考）　期首試算表及び決算整理後残高試算表

（単位：円）

借 方 科 目	期首試算表	決算整理後残高試算表	貸 方 科 目	期首試算表	決算整理後残高試算表
現 金 預 金	51,965	（　116,845）	仕 入 債 務	51,000	60,000
売 上 債 権	62,000	50,000	未 払 法 人 税 等	25,000	20,200
繰 越 商 品	15,000	②（　22,500）	賞 与 引 当 金	15,000	15,600
前 払 費 用	500	800	貸 倒 引 当 金	670	600
未 収 収 益	30	30	減価償却累計額	17,100	20,010
建 物	55,000	55,000	資 本 金	（　200,000）	⑥（　200,000）
備 品	14,000	14,000	利 益 準 備 金	20,000	⑦（　23,500）
土 地	100,000	100,000	繰越利益剰余金	62,500	⑧（　24,000）
投 資 有 価 証 券	3,775	③（　3,875）	売 上	—	998,500
関 係 会 社 株 式	①（　23,000）	14,000	受 取 利 息	—	⑨（　2,310）
貸 付 金	66,000	66,000	有 価 証 券 利 息	—	⑩（　220）
仕 入	—	620,000	受 取 配 当 金	—	700
商 品 評 価 損	—	2,500			
給 料	—	120,000			
賞 与 手 当	—	45,000			
賞与引当金繰入	—	15,600			
貸倒引当金繰入	—	④（　430）			
減 価 償 却 費	—	⑤（　2,910）			
そ の 他 営 業 費	—	72,550			
関係会社株式売却損	—	900			
法 人 税 等	—	42,700			
合 計	（　391,270）	（　1,365,640）	合 計	（　391,270）	（　1,365,640）

- 147 -

問 題 15

■解答■

1	①	86,790,957	23	②	2,134,000
2	①	5,650,000	24	①	29,463,600
3	①	33,200,000	25	②	6,100,000
4	②	67,801,500	26	①	770,880
5	①	25,000	27	②	7,096,172
6	②	77,000,000	28	①	20,237,000
7	①	16,650,000	29	②	1,227,180
8	②	5,726,250	30	①	18,000
9	①	21,500,000	31	①	3,429,560
10	②	1,900,000	32	①	4,918,068
11	②	5,575,762	33	②	4,757,000
12	②	380,773,000	34	①	16,422,500
13	①	325,500	35	②	△67,438
14	①	147,500			
15	①	160,755,560			
16	①	653,000			
17	①	3,013,560			
18	①	2,594,200			
19	②	824,000			
20	②	171,563			
21	①	2,218,875			
22	②	882,875			

採 点 基 準
②点×15個＝30点
①点×20個＝20点
計　50点

●解説●

1. 当座預金

(1) 小切手No.106

（破 産 更 生 債 権 等）	220,000	（仮 払 金）	220,000

(2) 手形No.2122

（当 座 預 金）	420,000	（支 払 手 形）	420,000

着眼点

・当座勘定照合表の出金欄に記載がないため、当座預金の総勘定元帳の貸方に記載されたものを取り消していく。また、手形No.2122の手形代金の支払義務については消滅していないため、貸方側に支払手形を計上し直す。

(3) 小切手No.107

（当 座 預 金）	352,000	（買 掛 金）	352,000

着眼点

・当座勘定照合表の出金欄に記載がないため、未渡小切手又は未取付小切手の状態が考えられるが、【資料3】決算整理前残高試算表の勘定科目の内訳の現金に小切手No.107が存在するため、未渡小切手の状態であることが判明する。

(4) 小切手No.108

仕訳なし

着眼点

・当座勘定照合表の出金欄に記載がないため、未渡小切手又は未取付小切手の状態が考えられるが、【資料3】決算整理前残高試算表の勘定科目の内訳の現金に小切手No.108が存在しないため、未取付小切手の状態であることが判明する。

(5) 手形の取立

（当 座 預 金）	1,200,000	（受 取 手 形）	1,200,000

(6) 給与源泉所得税額の支払い

（預 り 金）	478,960	（当 座 預 金）	478,960

(7) A社株式の購入

（関 係 会 社 株 式）	14,000,000	（当 座 預 金）	14,000,000

(8) 買戻し金の引き落とし

（破 産 更 生 債 権 等）	480,000	（当 座 預 金）	480,000

(9) 社債利息の支払

（社 債 利 息）	75,000	（当 座 預 金）	75,000

(10) 社会保険料の自動引き落とし

（預 り 金）	770,560[※]	（当 座 預 金）	1,541,120
（人 件 費）	770,560^{貸借差額}		

※ 2月分給与に係る社会保険料従業員負担額

(11) 3月分給料の支払いに係る未処理等

（人 件 費）	456,300	（預 り 金）	456,300
（人 件 費）	770,880	（預 り 金）	770,880
（人 件 費）	770,880	（未 払 費 用）	770,880

着眼点

・【資料3】決算整理前残高試算表の勘定科目の内訳の預り金に3月分給料に係る源泉所得税額及び社会保険料従業員負担額がないため、未処理である事が判明する。

2. 受取手形

（破 産 更 生 債 権 等）	1,200,000	（受 取 手 形）	1,200,000[※]

※　$\underset{\text{F商事手持手形}}{300,000} + \underset{\text{F商事取立手形}}{900,000} = 1,200,000$

3. 外貨建売掛金等

(1) X社に対する外貨建売掛金

為替予約に関する処理

（為 替 差 損 益）	36,000	（外 貨 建 売 掛 金）	36,000^{※1}
（外 貨 建 売 掛 金）	36,000^{※2}	（前 受 収 益）	36,000
（前 受 収 益）	18,000^{※3}	（為 替 差 損 益）	18,000

※1　$18,000,000 - 180,000 ドル \times \underset{\text{3/1直物レート}}{99.8}$

$= 36,000$

※2　$180,000 ドル \times (\underset{\text{3/1先物レート}}{100} - \underset{\text{3/1直物レート}}{99.8})$

$= 36,000$

※3　$36,000 \times \dfrac{1ヶ月}{2ヶ月} = 18,000$

(2) Y社に対する外貨建売掛金

（為 替 差 損 益）	160,000	（外 貨 建 売 掛 金）	160,000[※]

※　$15,360,000 - 160,000 ドル \times \underset{\text{3/31直物レート}}{95}$

$= 160,000$

4. 商品

(1) A商品

（仕 入）	24,096,000	（商 品）	24,096,000^{※1}
（商 品）	19,467,500^{※2}	（仕 入）	19,467,500
（棚 卸 減 耗 損）	292,500^{※3}	（商 品）	292,500
（商 品 評 価 損）	147,500^{※4}	（商 品）	147,500

※1　$\underset{\text{期首実地棚卸数量}}{3,765個} \times \underset{\text{正味売却価額}}{@6,400} = 24,096,000$

※2　$\underset{\text{期末帳簿棚卸数量}}{2,995個} \times \underset{\text{取得価額}}{@6,500} = 19,467,500$

※3　$(\underset{\text{期末帳簿棚卸数量}}{2,995個} - \underset{\text{期末実地棚卸数量}}{2,950個}) \times \underset{\text{取得価額}}{@6,500}$

$= 292,500$

※4　$\underset{\text{期末実地棚卸数量}}{2,950個} \times (\underset{\text{取得価額}}{@6,500} - \underset{\text{正味売却価額}}{@6,450})$

$= 147,500$

(2) B商品

（仕　　　入）9,751,500　（商　　　品）9,751,500[※1]

（商　　　品）48,807,000　（仕　　　入）48,807,000[※2]

（棚卸減耗損）33,000　（商　　　品）33,000[※3]

※1　$\underset{期首実地棚卸数量}{2,955個}\times\underset{取得価額}{@3,300}=9,751,500$

※2　$\underset{期末帳簿棚卸数量}{14,790個}\times\underset{取得価額}{@3,300}=48,807,000$

※3　$(\underset{期末帳簿棚卸数量}{14,790個}-\underset{期末実地棚卸数量}{14,780個})\times\underset{取得価額}{@3,300}$
$=33,000$

5．固定資産

(1) 建物

① 事務所

（減価償却費）940,000　（建物減価償却累計額）940,000[※]

※(イ) 取得価額の算定

$X-(X\times0.020\times\dfrac{102ヶ月}{12ヶ月})=39,010,000$

$X=47,000,000$

(ロ)　$47,000,000\times0.020=940,000$

② 倉庫

（減価償却費）810,000　（建物減価償却累計額）810,000[※]

※　$30,000,000\times0.027=810,000$

(注)　$\underset{前T/B建物}{77,000,000}-\underset{上記①※(イ)}{47,000,000}=30,000,000$

(2) 建物附属設備

① 事務所用

（減価償却費）335,000　（建物附属設備減価償却累計額）335,000[※]

※　$5,000,000\times0.067=335,000$

② 倉庫用Ⅰ

（建物附属設備減価償却累計額）1,125,600[※1]　（建物附属設備）2,100,000

（減価償却費）105,525[※2]

（固定資産除却損）868,875（貸借差額）

※1　$2,100,000\times0.067\times8年=1,125,600$

※2　$2,100,000\times0.067\times\dfrac{9ヶ月}{12ヶ月}=105,525$

③ 倉庫用Ⅱ

（減価償却費）328,300　（建物附属設備減価償却累計額）328,300[※]

※　$4,900,000\times0.067=328,300$

(3) 倉庫用Ⅲ

① 入替工事

（建物附属設備）6,750,000　（仮　払　金）2,000,000

（固定資産除却損）1,350,000　（未　払　金）6,100,000

② 減価償却費

（減価償却費）75,375　（建物附属設備減価償却累計額）75,375[※]

※　$6,750,000\times0.067\times\dfrac{2ヶ月}{12ヶ月}=75,375$

6．投資有価証券

(1) A社株式

（関係会社株式）7,500,000　（投資有価証券）7,500,000

(2) B社株式

（繰延税金資産）36,312[※2]　（投資有価証券）103,750[※1]

（その他有価証券評価差額金）67,438（貸借差額）

※1　$1,030,000-(9,750ドル\times\underset{3/31直物レート}{95})$
$=103,750$

※2　$103,750\times35\%=36,312.5\to36,312$

(3) C社株式

仕訳なし

7．社債

（社債利息）10,875　（社　　　債）10,875[※]

※(1)　$\underset{前T/B社債}{4,907,193}\times3.5\%\times\dfrac{6ヶ月}{12ヶ月}=85,875.8$
$\to85,875$

(2)　$85,875-\underset{上記1.(9)}{75,000}=10,875$

8．貸倒引当金

(1) 破産更生債権等

（貸倒引当金繰入）1,900,000　（貸倒引当金）1,900,000[※]

※　$(\underset{上記1.(1)}{220,000}+\underset{上記1.(8)}{480,000}+\underset{上記2.}{1,200,000})\times100\%$
$=1,900,000$

(2) 一般債権

（貸倒引当金繰入）1,113,560　（貸倒引当金）1,113,560[※]

※① 受取手形
$\underset{前T/B}{8,050,000}-\underset{上記1.(5)}{1,200,000}-\underset{上記2.}{1,200,000}$
$=5,650,000$

② 国内売掛金
$\underset{前T/B}{35,178,000}$

③ 外貨建売掛金
$\underset{前T/B}{33,360,000}-\underset{上記3.(1)}{36,000}+\underset{上記3.(1)}{36,000}-\underset{上記3.(2)}{160,000}$
$=33,200,000$

④ 割引手形
$\underset{S商事}{650,000}+\underset{T商事}{550,000}+\underset{その他}{350,000}=1,550,000$

⑤ 裏書手形
$\underset{S商事}{450,000}+\underset{T商事}{300,000}+\underset{その他}{150,000}=900,000$

⑥　$(5,650,000+35,178,000+33,200,000$
$+1,550,000+900,000)\times2\%-\underset{前T/B貸引}{416,000}$
$=1,113,560$

9．賞与引当金

（賞与引当金）10,065,000[※1] （人　件　費）10,065,000

（人　件　費）10,120,000 （賞与引当金）10,120,000[※2]

　※1　前T/B賞与引当金

　※2　9,200,000×1.1＝10,120,000

10．退職給付引当金

（人　件　費）　572,500 （退　職　給　付　引　当　金）　572,500[※]

　　　　　　勤務費用　　利息費用　　期待運用収益
　※　559,200＋287,500－154,200

　　　　　　　　数理計算上の差異の償却額
　　　－　　　　120,000　　　　＝572,500

11．【資料3】決算整理前残高試算表の勘定科目の内訳

(1) 現金の内訳（収入印紙）

（貯　蔵　品）　25,000 （租　税　公　課）　25,000

(2) 仮払金の内訳（消費税等）

（仮受消費税等）77,590,000 （仮払消費税等）56,066,428

　　　　　　　　　　　　　（仮　払　金）14,428,000

　　　　　　　　　　　　　　　　　　　　　貸借差額
　　　　　　　　　　　　　（未払消費税等）7,096,172

(3) 未払費用の内訳

（未　払　費　用）　785,600[※] （人　件　費）　785,600

　※　前T/B未払費用

(4) 人件費の内訳

（退　職　給　付　引　当　金）4,100,000 （人　件　費）4,100,000[※]

　　　退職金　　　企業年金掛金
　※　2,100,000＋2,000,000＝4,100,000

12．税効果会計及び法人税等

(1) 税効果会計

（法　人　税　等　調　整　額）　882,875[※] （繰延税金資産）　882,875

※

前期末　　　　　　　　　当期末
　　　　　　　　　　　　賞与引当金
　　　　　　　　　　　　10,120,000
　　　　　　　　　　　　退職給付引当金
　　　　　　　　　　　　4,757,000
　　　　　　　　　　　　貸倒引当金(注)
　　　　　　　　　　　　950,000
前T/B繰延税金資産　　　─────────
　6,422,325　　　　　　15,827,000　×35％＝5,539,450

　　　　　　　　△882,875

　　　　　　　破産更生債権等　　　　　　　　超過額
　　(注)　　1,900,000 ×（100％－50％）＝950,000

(2) 法人税等

（法　人　税　等）40,455,000 （仮　払　金）20,218,000

　　　　　　　　　　　　　　　　　　　　　貸借差額
　　　　　　　　　　　　　（未払法人税等）20,237,000

－151－

問 題 16

1	②	96,769	21	②	118,360
2	②	166,540	22	①	2,200
3	②	90,000	23	②	24,411
4	②	400	24	②	33,040
5	①	78,250	25	①	7,453
6	①	1,558	26	①	69,005
7	①	7,833	27	②	281,000
8	①	41,783	28	②	△195
9	②	3,300	29	②	1,400
10	①	105	30	①	1,368,000
11	②	912,000	31	①	1,973
12	①	131,800	32	②	1,745
13	②	12,000			
14	②	21,655			
15	②	7,275			
16	②	1,000			
17	①	3,799			
18	①	6,450			
19	①	10			
20	②	7,800			

採 点 基 準
②点×18個＝36点
①点×14個＝14点
計　　50点

●解説●

以下、単位は千円とする。

1．商品売買

(1) 返品(未処理)

① 仕入返品

$$（買　掛　金）\quad 1,760\quad（仕\qquad 入）\quad \overset{\text{貸借差額}}{1,600}$$
$$（仮払消費税等）\quad \overset{※}{160}$$

$$※\quad \overset{\text{仕入返品(税込み)}}{1,760}\times\frac{10}{110}=160$$

② 売上返品

$$（売\qquad 上）\quad \overset{\text{貸借差額}}{1,200}\quad（売　掛　金）\quad 1,320$$
$$（仮受消費税等）\quad \overset{※}{120}$$

$$※\quad \overset{\text{売上返品(税込み)}}{1,320}\times\frac{10}{110}=120$$

(2) A商品(未処理)

$$（売　掛　金）\quad 81\quad（売\qquad 上）\quad \overset{※}{81}$$

$$※\quad 180\times\frac{\overset{\text{A商品}}{90}}{200}=81$$

(3) 決算整理

$$（仕\qquad 入）\quad 94,400\quad（繰越商品）\quad 94,400$$
$$（繰越商品）\quad 90,400\quad（仕\qquad 入）\quad 90,400$$
$$（棚卸減耗損）\quad \overset{※}{400}\quad（繰越商品）\quad 400$$

$$※\quad \overset{\text{期末帳簿棚卸高}}{90,400}-\overset{\text{期末実地棚卸高}}{90,000}=400$$

2．現金預金

(1) 現金過不足

① 有価証券利息(未処理)

下記3.(3)参照

② 原因不明分

$$（雑　損　失）\quad 10\quad（現金預金）\quad 10$$

(2) 決算整理前残高試算表の現金預金の内訳

① 現金

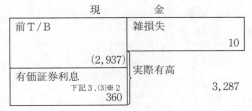

② 当座預金

$$\overset{\text{前T/B現金預金}}{93,439}-\overset{\text{上記①}}{2,937}=90,502$$

(3) 当座預金

① 時間外預入

仕訳なし

② 未通知

$$（販　管　費）\quad \overset{\text{貸借差額}}{400}\quad（現金預金）\quad \overset{※1}{440}$$
$$（仮払消費税等）\quad \overset{※2}{40}$$

※1 下記⑥参照

$$※2\quad \overset{\text{上記※1}}{440}\times\frac{10}{110}=40$$

③(イ) 未渡小切手

$$（現金預金）\quad 4,960\quad（買　掛　金）\quad 4,400$$
$$（未　払　金）\quad \overset{※}{560}$$

※ 下記4.(1)参照

(ロ) 未取付小切手

仕訳なし

④ 不渡手形

$$（破産更生債権等）\quad 3,300\quad（現金預金）\quad 3,300$$

⑤ 誤記帳

$$（現金預金）\quad 1,760\quad（売　掛　金）\quad 1,760$$

(イ) 会社仕訳：

$$（売　掛　金）\quad 880\quad（現金預金）\quad 880$$

(ロ) 正しい仕訳：

$$（現金預金）\quad 880\quad（売　掛　金）\quad 880$$

⑥ 銀行勘定調整

当座預金

前T/B	$\overset{\text{上記(2)②}}{90,502}$	②未通知	($\overset{\text{貸借差額}}{440}$)
③(イ)未渡し	4,960	④不渡手形	3,300
⑤誤記帳	1,760		
		残高	93,482

銀　行

証明書	95,322	③(ロ)未取付	2,640
①時間外	800		
		残高	93,482

3．有価証券

(1) ㈱大宮株式

$$（投資有価証券評価損益）\quad \overset{※}{7,800}\quad（投資有価証券）\quad 7,800$$

$$※\quad \overset{\text{取得原価}}{15,000}-\overset{\text{当期末時価}}{7,200}=7,800$$

(2) ㈱浦和社債

① 期末評価

$$（繰延税金資産）\quad \overset{※2}{105}\quad（投資有価証券）\quad \overset{※1}{300}$$
$$（その他有価証券評価差額金）\quad \overset{\text{貸借差額}}{195}$$

$$※1\quad \overset{\text{取得原価}}{20,000}-\overset{\text{当期末時価}}{19,700}=300$$

$$※2\quad \overset{\text{上記※1}}{300}\times\overset{\text{法定実効税率}}{35\%}=105$$

② 未収有価証券利息

$$（未　収　収　益）\quad 400\quad（有価証券利息）\quad \overset{※}{400}$$

$$※\quad \overset{\text{額面金額}}{20,000}\times6\%\times\frac{\overset{4ヶ月}{}}{12ヶ月}=400$$

(3) ㈱与野社債（3月末利払日未処理）

(現金預金)	360 ※2	(有価証券利息)	387 ※1
(投資有価証券)	27 貸借差額		

※1① $\underset{\text{前T/B投資有価証券}}{49,856} - (\underset{\text{㈱大宮株式取得原価}}{15,000} + \underset{\text{㈱浦和社債取得原価}}{20,000}) = \underset{\text{㈱与野社債償却原価}}{14,856}$

② $14,856 \times \underset{\text{実効利子率}}{5.2\%} \times \frac{6\,\text{ヶ月}}{12\,\text{ヶ月}} = 386.25 \rightarrow 387$

※2 クーポン利息を算定するためには9月末利払日の処理を推定すればよい。

(現金預金)	360 (注3)	(有価証券利息)	386 (注1)
(投資有価証券)	26 (注2)		

(注1) $\underset{\text{取得原価}}{14,830} \times \underset{\text{実効利子率}}{5.2\%} \times \frac{6\,\text{ヶ月}}{12\,\text{ヶ月}} = 385.58 \rightarrow 386$

(注2) $\underset{\text{上記※1①}}{14,856} - \underset{\text{取得原価}}{14,830} = 26$

(注3) 貸借差額。クーポン利息は毎回同額のため3月末利払日も360と判明する。

　　　なお、クーポン利率は以下の算式により算定できる。

　　　クーポン利率を x とおく

　　　$\underset{\text{額面金額}}{15,000} \times x \times \frac{6\,\text{ヶ月}}{12\,\text{ヶ月}} = 360$

　　　$x = 0.048 (4.8\%)$

4．固定資産

(1) 車両買換時の修正

(車　両)	1,218	(仮受消費税等)	280
(減価償却費)	527	(車両売却益)	1,745
(仮払消費税等)	280		

---
① 車両買換時の会社仕訳：

(車　両)	2,000	(現金預金)	560 ※
(仮払消費税等)	200	(未　払　金)	1,640

※ 当該小切手は未渡しのため未払金勘定へ振り替えられる。上記2.(3)③(イ)※参照

② 正しい仕訳：

(減価償却費)	527 ※1	(車　両)	1,582
(車　両)	4,800 ※2	(未　払　金)	1,640
(仮払消費税等)	480 ※3	(現金預金)	560
		(仮受消費税等)	280 ※4
		(車両売却益)	1,745 貸借差額

※1 $\underset{\text{旧車両期首帳簿価額}}{1,582} \times 0.333 = 526.806 \rightarrow 527$

※2 $\underset{\text{新車両購入価額（税込み）}}{5,280} \times \frac{100}{110} = 4,800$

※3 $\underset{\text{新車両購入価額（税込み）}}{5,280} \times \frac{10}{110} = 480$

※4 $\underset{\text{旧車両下取価額（税込み）}}{3,080} \times \frac{10}{110} = 280$

---

(2) 減価償却費

(減価償却費)	6,748 貸方合計	(建　　物)	4,250 ※1
		(備　　品)	782 ※2
		(車　　両)	1,716 ※3

※1 $125,000 \times 0.034 = 4,250$ (注)

　　(注) 取得価額をXとおく

　　　　$X - X \times 0.034 \times 10\,\text{年} = \underset{\text{前T/B建物}}{82,500}$

　　　　$X = 125,000$

※2 $\underset{\text{前T/B備品}}{2,340} \times 0.334 = 781.56 \rightarrow 782$

※3① 従来車両

　(イ) $\underset{\text{前T/B車両}}{8,331} - \underset{\text{下取車両}}{1,582} - \underset{\text{上記(1)①}}{2,000} = 4,749$

　(ロ) $4,749 \times 0.333 = 1,581.417 \rightarrow 1,582$

② 新規車両

　$\underset{\text{上記(1)②}}{4,800} \times 0.333 \times \frac{1\,\text{ヶ月}}{12\,\text{ヶ月}} = 133.2 \rightarrow 134$

③ ①＋② ＝ 1,716

5．新株予約権

新株予約権の権利行使

(新株予約権)	600	(資　本　金)	6,000
(仮　受　金)	5,400		

---
(1) 会社仕訳：

(現金預金)	5,400	(仮　受　金)	5,400 ※

※ @22,500円 × 120個 × 2株 ＝ 5,400

(2) 正しい仕訳：

(新株予約権)	600 ※	(資　本　金)	6,000 借方合計
(現金預金)	5,400		

※ $\underset{\text{前T/B予約権}}{2,000} \times \frac{120\,\text{個}}{400\,\text{個}} = 600$

6．退職給付会計

(1) 期首退職給付引当金設定時

(退職給付費用)	21,605 ※	(退職給付引当金)	21,605

※ $\underset{\text{勤務費用}}{20,846} + \underset{\text{(注1)}}{5,169} - \underset{\text{(注2)}}{4,460} + \underset{\text{(注3)}}{50} = 21,605$

(注1) $\underset{\text{期首退職給付債務}}{172,300} \times \underset{\text{割引率}}{3\%} = \underset{\text{利息費用}}{5,169}$

(注2) $\underset{\text{期首年金資産}}{111,500} \times \underset{\text{長期期待運用収益率}}{4\%}$

　　　$= \underset{\text{期待運用収益}}{4,460}$

(注3) $\underset{\text{期首数理計算上の差異}}{450} \times \frac{1\,\text{年}}{10\,\text{年} - 1\,\text{年}}$

　　　$= \underset{\text{数理計算上の差異費用化額}}{50}$

(2) 期中支払時
(退職給付引当金) 13,000 (仮払金) 13,000

① 会社仕訳：
(仮払金) 13,000 ※ (現金預金) 13,000
一時金支払 年金掛金拠出
※ 4,000 + 9,000 = 13,000

② 正しい仕訳：
(退職給付引当金) 13,000 (現金預金) 13,000

(3) 当期発生数理計算上の差異の算定

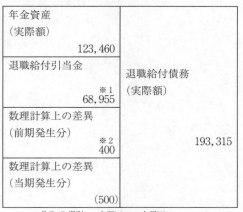

前T/B退引 上記(1) 上記(2)
※1 60,350 + 21,605 - 13,000 = 68,955
※2 450 - 50 = 400

(4) 当期発生数理計算上の差異の償却
(退職給付費用) 50 ※ (退職給付引当金) 50

$$※ \quad 500 × \frac{1年}{10年} = 50$$

(5) 数理計算上の差異償却後

年金資産 (実際額) 123,460	退職給付債務 (実際額)
後T/B 退職給付引当金 69,005	
数理計算上の差異 (前期発生分) 400	193,315
数理計算上の差異 (当期発生分) 450	

7．貸倒引当金
(1) 一般債権
① 当期貸倒
(貸倒引当金) 1,500 (貸倒損失) 1,500

(イ) 会社仕訳：
(貸倒損失) 2,500 (売掛金) 2,750
(仮受消費税等) 250

(ロ) 正しい仕訳：
(貸倒引当金) 1,500 ※1 (売掛金) 2,750
(貸倒損失) 1,000 ※2
(仮受消費税等) 250 ※3

前期発生売掛金(税込み)
$$※1 \quad 1,650 × \frac{100}{110} = 1,500$$

当期発生売掛金(税込み)
$$※2 \quad 1,100 × \frac{100}{110} = 1,000$$

前期発生売掛金(税込み)
$$※3 \quad \left(1,650 × \frac{10}{110}\right)$$
当期発生売掛金(税込み)
$$+ \left(1,100 × \frac{10}{110}\right) = 250$$

② 期末設定
(貸倒引当金繰入) 1,406 ※ (貸倒引当金) 1,406
(注) 前期末一般債権設定額 上記①
※ 5,060 - (5,154 - 1,500) = 1,406
(注) 後T/B受取手形 後T/B売掛金
(86,460 + 166,540) × 2％
= 5,060

(2) 貸倒懸念債権(キャッシュ・フロー見積法)
(貸倒引当金繰入) 1,153 ※ (貸倒引当金) 1,153
前T/B貸付金 当期末現在価値
※ 25,000 - 23,847 = 1,153

(3) 破産更生債権等
(貸倒引当金繰入) 1,240 ※ (貸倒引当金) 1,240
上記2.(3)④ 保証額
※ 3,300 - 2,060 = 1,240

8．その他
(1) 借入金返済
(借入金) 10,000 (仮払金) 10,000

① 会社仕訳：
(仮払金) 10,000 (現金預金) 10,000
② 正しい仕訳：
(借入金) 10,000 (現金預金) 10,000

(2) 賞与
① 支給時
(給料手当) 23,800 (仮払金) 35,400
(賞与引当金) 11,600

(イ) 会社仕訳：
(仮払金) 35,400 (現金預金) 35,400

(ロ) 正しい仕訳：

(給料手当) ^{貸借差額} 23,800 （現 金 預 金） 35,400
(賞与引当金) 11,600[※]

※ 決算整理前残高試算表より

② 期末設定

(賞与引当金_{繰　入}) 12,000[※] （賞与引当金） 12,000

※ $\overset{支給見込額}{18,000} \times \dfrac{4 \, ヶ月}{6 \, ヶ月} = 12,000$

(3) 経過勘定項目

(販 管 費) 752 （未 払 費 用） 752
(前 払 費 用) 361 （販 管 費） 361
(支 払 利 息) 1,500 （未 払 費 用） 1,500

(4) 消費税等

(仮受消費税等) 136,800^{※2} （仮払消費税等） 103,760^{※1}
　　　　　　　　　　　　　　 （未払消費税等） ^{貸借差額}33,040

※1 $\overset{前T/B仮払消費税等}{103,600} - \overset{上記1.(1)①}{160} + \overset{上記2.(3)②}{40}$
　　 $+ \overset{上記4.(1)}{280} = 103,760$

※2 $\overset{前T/B仮受消費税等}{136,640} - \overset{上記1.(1)②}{120} + \overset{上記4.(1)}{280}$
　　 $= 136,800$

(5) 法人税等

(法 人 税 等) ^{貸方合計}49,891 （仮 払 金） 25,480^{※1}
　　　　　　　　　　　　　　 （未払法人税等） 24,411^{※2}

※1 $\overset{前T/B仮払金}{83,880} - \overset{上記(1)}{10,000} - \overset{上記(2)①}{35,400} - \overset{上記6.(2)}{13,000}$
　　 $= 25,480$

※2 法人税等の確定申告納付税額

■解答■

1	①	113,220	21	①	1,210
2	①	15,639	22	②	223
3	②	1,781	23	②	13
4	②	325	24	②	20
5	①	337	25	①	2,665
6	①	10	26	②	8,730
7	②	600	27	②	570
8	①	118,555	28	②	418
9	②	24,480	29	①	409
10	②	100	30	②	520
11	②	41	31	①	15,805
12	②	60			
13	②	66			
14	②	3,280			
15	①	6,000			
16	②	19,000			
17	②	11,448			
18	②	2,160			
19	①	2,400			
20	①	17,500			

採 点 基 準
②点×19個＝38点
①点×12個＝12点
計　　50点

●解説●

以下、仕訳の単位は千円とする。

1．当座

(1) 総勘定元帳の当座勘定

① 小切手№5（未渡小切手）

（当　　　座）　54　（買　掛　金）　54

② 小切手№8（未取付小切手）

仕訳不要

③ 時間外預入れ

仕訳不要

(2) 当座勘定照合表

販売管理費（未通知）

（販売管理費）　19　（当　　　座）　19 ※

※

当		座	
前T/B	3,245	(2)	(19)
(1)①	54	残高	3,280 ←

銀		行	
照合表3/31残高	3,208	(1)②	28
(1)③	100	残高	3,280

2．一般販売

(1) 売上原価の算定

（仕　　　入）　16,200　（繰越商品）　16,200 ※1

（繰越商品）　11,880　（仕　　　入）　11,880 ※2

※1　決算整理前残高試算表

※2　期末手許商品

(2) 期末商品の評価

（棚卸減耗損）　432　（繰越商品）　432 ※

※　11,880 − 11,448 ＝ 432
（期末帳簿　期末実地）

(3) 返金負債

（一般売上）　20　（返金負債）　20 ※

※　（@9 − @8.5）× 40個 ＝ 20

3．試用販売

(1) 試用期間経過分の未処理

（売　掛　金）　1,440　（試用品売上）　1,440 ※

※　1,080 ÷ 0.75 ＝ 1,440
（試用品原価率）

(2) 売上原価の算定

（仕　　　入）　20,520　（試　用　品）　20,520

（試　用　品）　2,160　（仕　　　入）　2,160 ※

※① （23,040 + 1,440）× 0.75
（前T/B試用品売上　上記(1)※　試用品原価率）

＝ 18,360

② 20,520 − 18,360 ＝ 2,160
（前T/B試用品）

4．手形の未処理

（受取手形）　162　（売　掛　金）　162

5．社債

(1) 買入償還の修正

（社債利息）　60　（社　　　債）　60

（社　　　債）　5,760　（社債償還損）　5,700

（社債償還益）　60

---

① 会社仕訳：

（社債償還損）　5,700　（当　　　座）　5,700

② 正しい仕訳：

(イ) 償却原価法

（社債利息）　60　（社　　　債）　60 ※

※イ　14,250 × $\frac{60,000口}{150,000口}$ ＝ 5,700
（期首社債）

　ロ （6,000 − 5,700）× $\frac{6ヶ月}{30ヶ月}$ ＝ 60
（償還分額面金額）

(ロ) 買入償還

（社　　　債）　5,760　（当　　　座）　5,700 ※

（社債償還益）　60
（貸借差額）

※　5,700 + 60 ＝ 5,760
（上記(イ)※イ　上記(イ)※ロ）

---

(2) 決算整理仕訳

（社債利息）　180　（社　　　債）　180 ※

※① 14,250 − 5,700 ＝ 8,550
（期首社債　償還分社債）

② 15,000 − 6,000 ＝ 9,000
（額面金額　償還分額面金額）

③ （9,000 − 8,550）× $\frac{12ヶ月}{30ヶ月}$ ＝ 180
（上記②　上記①）

-158-

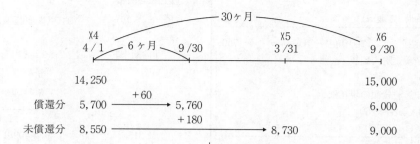

6．有価証券

(1) 配当金の修正

（仮払法人税等）	15	（受取配当金）	15

(2) 売買目的有価証券

（有　価　証　券）	41※	（有　価　証　券評　価　損　益）	41

※① $\underset{\text{A株時価}}{(5,000\text{ドル}} + \underset{\text{B株時価}}{2,000\text{ドル})} \times \underset{\text{決算日レート}}{110円} = 770$

　② $770 - \underset{\text{前T/B有価証券}}{729} = 41$

(3) その他有価証券

（繰延税金資産）	7※2	（投資有価証券）	20※1
（その他有価証券評価差額金）	13貸借差額		

※1 $\underset{\text{前T/B投資有価証券}}{1,230} - \underset{\text{甲株時価}}{1,210} = 20$

※2 $\underset{\text{上記※1}}{20} \times 35\% = 7$

7．固定資産

(1) 建物

（減価償却費）	450※	（減価償却累　計　額）	450

※ $\underset{\text{前T/B建物}}{20,000} \times 0.9 \times \dfrac{1\text{年}}{40\text{年}} = 450$

(2) 建物附属設備

① 取得時の修正（資産除去債務計上の未処理）

（建物附属設備）	410	（資産除去債務）	410

> (イ) 会社仕訳：
>
> | （建物附属設備） | 3,000 | （当　　　座） | 3,000 |
> |---|---|---|---|
>
> (ロ) 正しい仕訳：
>
> | （建物附属設備） | 3,410貸方合計 | （当　　　座） | 3,000 |
> |---|---|---|---|
> | | | （資産除去債務） | 410※ |
>
> ※ $500 \times 0.82 = 410$

② 利息費用

（利　息　費　用）	8※	（資産除去債務）	8

※ $410 \times 2\% = 8.2 \to 8$

---

③ 減価償却費

（減価償却費）	341	（減価償却累　計　額）	341※

※(イ) $3,000 \times \dfrac{1\text{年}}{10\text{年}} = 300$

　(ロ) $410 \times \dfrac{1\text{年}}{10\text{年}} = 41$

　(ハ) (イ)＋(ロ)＝341

(3) 機械装置

① 減価償却費

（減価償却費）	500	（減価償却累　計　額）	500※

※ $5,000 \times \dfrac{1\text{年}}{10\text{年}} = 500$

② 圧縮記帳

（圧縮積立金）	65	（繰越利益剰　余　金）	65※

※(イ) $\underset{\text{下記11.(2)(注1)(イ)参照}}{900}$ （前期末将来加算一時差異）

　(ロ) $900 \times \dfrac{1\text{年}}{10\text{年} - 1\text{年}} = 100$

　(ハ) $100 \times 35\% = 35$

　(ニ) (ロ)－(ハ)＝65

(4) 備品

（減価償却費）	300	（減価償却累　計　額）	300※

※① 取得価額の算定

$X \times \dfrac{39\text{ヶ月}}{8\text{年} \times 12\text{ヶ月}} = 975^{\text{(注)}}$

$X = 2,400$

（注)(イ) $\underset{\text{上記(1)}}{450} \times 17\text{年} = 7,650$

　　　　　　　　　　　　（建物減価償却累計額）

　　(ロ) $\underset{\text{上記(3)}}{500} \times 1\text{年} = 500$

　　　　　　　　　　（機械装置減価償却累計額）

　　(ハ) $\underset{\text{前T/B減累}}{9,125} - 7,650 - 500 = 975$

　　　　　　　　　　（備品減価償却累計額）

② $2,400 \times \dfrac{1\text{年}}{8\text{年}} = 300$

8．リース取引

(1) リース契約時(処理済)

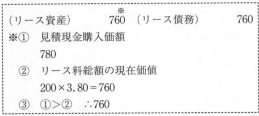

（リース資産） 760 ※ （リース債務） 760

※① 見積現金購入価額
　　　780
　② リース料総額の現在価値
　　　200×3.80＝760
　③ ①＞② ∴760

(2) リース料支払時の修正

（支 払 利 息） 10 （仮 払 金） 200
　　　　　　　貸借差額
（リース債務） 190

※① リース料総額
　　　200×4年＝800
　② 利息総額
　　　　　上記(1)
　　　800－760＝40
　③ 40×$\frac{1年}{4年}$＝10

(3) 減価償却

（減価償却費） 190 ※ （減価償却累計額） 190

※ 760×$\frac{1年}{4年}$＝190

9．貸倒引当金

(1) 貸倒れの修正

（貸倒引当金） 207 （貸 倒 損 失） 207

(2) 決算整理

（貸倒引当金繰入） 337 ※ （貸倒引当金） 337

※①　前T/B貸倒引当金　上記(1)
　　　　　320　　 －　207＝113
　②　期末受取手形　期末売掛金
　　（　6,000　＋　19,000　）×1.8%＝450
　③　②－①＝337

10．法人税等

（法 人 税 等） 4,320 （仮払法人税等） 1,655 ※
　　　　　　　　　　　　（未払法人税等） 2,665
　　　　　　　　　　　　　　　　　貸借差額
※　前T/B仮払法人税等　上記6.(1)
　　　　1,640　　＋　15　＝1,655

11．税効果会計(その他有価証券を除く)

(1) 繰延税金資産

（繰延税金資産） 160 ※ （法 人 税 等調 整 額） 160
※
「前期末」　　　　　　　「当期末」
　　　　　　　　　　　　除去債務
　　　　　　　　　　　　418
　　　　　　　　　　　　貸引
　　　　　　　　　　　　200
　　　　　　　　　　　　618 ×35%
　前T/B
　56　　　　　　＝216.3→216

＋160

(2) 繰延税金負債

（法 人 税 等調 整 額） 94 （繰延税金負債） 94 ※
※
「前期末」　　　　　　　「当期末」
　　　　　　　　　　　圧縮積立金(注1)
　　　　　　　　　　　800
　　　　　　　　　　　除去費用(注2)
　　　　　　　　　　　369
　　　　　　　　　　　1,169 ×35%
　前T/B
　315　　　　　　＝409.1→409

＋94

(注1)(イ)　前T/B圧縮積立金
　　　　　　585　　÷(1－35%)＝900
　　　　　（前期末将来加算一時差異）
　(ロ)　900×$\frac{1年}{10年－1年}$＝100
　(ハ)　(イ)－(ロ)＝800

(注2)　410－410×$\frac{1年}{10年}$＝369

12．決算整理前残高試算表の各自推算の金額

(1) 備品
※
2,400
※　上記7.(4)参照

(2) リース資産及びリース債務
※
760
※　上記8.(1)参照

(3) 社債利息

① 9月末日利払日
　（社 債 利 息） 225 ※ （当 座） 225
　※　15,000×3%×$\frac{6ヶ月}{12ヶ月}$＝225

② 3月末日利払日
　（社 債 利 息） 135 ※ （当 座） 135
　※　未償還分額面
　　　9,000　×3%×$\frac{6ヶ月}{12ヶ月}$＝135

③ 前T/B社債利息の金額
　①＋②＝360

(4) 繰延税金負債
※
315
　　　　上記7.(3)②※(イ)
※　　900　×35%＝315

(5) 土地
※
17,500
※　上記(1)～(4)算定後の決算整理前残高試算表の貸借差額

問 題 18

■解答■

(単位：円)

No.	表示科目		金額	No.	表示科目		金額
1	現 金 預 金	①	59,709,984	23	退 職 給 付 引 当 金	①	31,615,080
2	受 取 手 形	①	105,850,000	24	資 本 金	①	80,000,000
3	売 掛 金	①	60,690,000	25	自 己 株 式	②	△820,000
4	有 価 証 券	①	670,000	26	その他有価証券評価差額金	①	52,000
5	商 品	①	58,449,000	27	繰 延 ヘ ッ ジ 損 益	①	175,500
6	未 収 金	②	475,000	28	売 上 原 価	①	868,784,000
7	建 物	①	42,770,400	29	棚 卸 減 耗 損	①	162,000
8	車 両 運 搬 具	①	3,000,000	30	収益性低下評価損	①	1,683,000
9	備 品	①	1,500,000	31	人 件 費	①	315,057,480
10	リ ー ス 資 産	①	544,000	32	減 価 償 却 費	①	4,138,800
11	土 地	①	60,500,000	33	租 税 公 課	②	2,288,800
12	投 資 有 価 証 券	②	11,079,600	34	貸倒引当金繰入額	①	10,573,360
13	関 係 会 社 株 式	①	9,540,000	35	支 払 利 息	①	1,840,800
14	破 産 更 生 債 権 等	①	4,000,000	36	有 価 証 券 評 価 損	①	130,000
15	繰 延 税 金 資 産	①	25,081,098	37	為 替 差 損	①	37,300
16	買 掛 金	①	43,251,600	38	投資有価証券売却損	①	24,000
17	未 払 金	②	8,856,000	39	関係会社株式評価損	①	2,200,000
18	未 払 費 用	①	1,750,000	40	減 損 損 失	①	12,347,200
19	未 払 消 費 税 等	②	36,585,000	41	B 商 品 売 上 高	①	953,980,000
20	未 払 法 人 税 等	①	6,841,900	42	有 価 証 券 利 息	①	65,300
21	賞 与 引 当 金	①	17,500,000	43	雑 収 入	②	290,000
22	長 期 前 受 収 益	①	64,000				

採 点 基 準	
②点 × 7 個 = 14点	
①点 × 36個 = 36点	
計	50点

問題 18

●解説●

1．現金等
(1) 固定資産の請求書
  （土　　　地）11,000,000　（建設仮勘定）2,200,000
  　　　　　　　　　　　　　　　（未 払 金）8,800,000

(2) 雑収入の計上
  （現　　　金）290,000　（雑 収 入）290,000※
  ※①　2,400,000（通貨）＋480,000（送金為替手形）＝2,880,000
  　②　2,880,000（上記①）－2,590,000（前T/B現金）＝290,000

(3) 未使用の収入印紙
  （貯 蔵 品）30,000　（租税公課）30,000

2．当座預金
(1) 未取付小切手
  仕訳なし

(2) 売掛金回収の未処理
  （当 座 預 金）850,000　（売 掛 金）850,000

(3) 誤処理の修正（小切手・振出日X2年4月2日）
  （受 取 手 形）300,000　（当 座 預 金）300,000

  ┌─────────────────────────────┐
  │ ① 会社仕訳：   │
  │ （当 座 預 金）300,000　（売 掛 金）300,000   │
  │ ② 正しい仕訳：   │
  │ （受 取 手 形）300,000　（売 掛 金）300,000   │
  └─────────────────────────────┘

(4) 未渡小切手
  （当 座 預 金）120,000　（買 掛 金）120,000

(5) 時間外預入
  仕訳なし

3．売掛金
(1) P社未検収
  仕訳なし

(2) 売上返品の未処理
  （B商品売上高）720,000※2　（売 掛 金）792,000※1
  （仮受消費税等）72,000※3
  ※1　180個×@4,400＝792,000
  ※2　792,000×$\frac{100}{110}$＝720,000
  ※3　792,000×$\frac{10}{110}$＝72,000

┌──────────────────────────────┐
│ 着眼点   │
│ ・問題の前提条件よりA商品は現金販売であるため、 │
│ 　当該修正仕訳はB商品に係るものと判断できる。   │
└──────────────────────────────┘

(3) 売掛金回収の未処理
  上記2.(2)参照

4．商品
  （仕　　　入）63,279,500　（商　　　品）63,279,500
  （商　　　品）60,294,000※1　（仕　　　入）60,294,000
  （棚卸減耗損）162,000※2　（商　　　品）1,845,000
  （収益性低下評 価 損）1,683,000※3

  ※1(1)　A商品
  ①　$\frac{14,400,000＋200,412,000}{9,000個＋123,600個}$＝@1,620
  ②　@1,620×8,700個＝14,094,000
  (2)　B商品
  ①　$\frac{48,879,500＋665,386,500}{16,855個＋238,240個}$＝@2,800
  ②　@2,800×（16,320個＋180個（売上返品未処理分））
  　　＝46,200,000
  (3)　(1)＋(2)＝60,294,000

  ※2　（8,700個－8,600個（実地数量(注)））×@1,620＝162,000
  　　（注）8,800個－200個（未検収品）＝8,600個
  ※3　（@2,800－@2,698（正味売却価額(注)））×16,500個
  　　＝1,683,000
  　　（注）@2,840－@2,840×5％＝@2,698

5．有形固定資産
(1) 減損
  （減 損 損 失）12,347,200※1　（建　　　物）1,847,200※2
  　　　　　　　　　　　　　　　（土　　　地）10,500,000※3

  ※1①　兆候あり
  ②　認識の判定
  (イ)　資産グループの帳簿価額の算定
  　㋑　建物E
  　　5,822,400－12,000,000×0.9×0.026
  　　＝5,541,600
  　㋺　土地H
  　　31,500,000
  　㊤　5,541,600（上記㋑）＋31,500,000（上記㋺）＝37,041,600
  (ロ)　割引前将来キャッシュ・フローの算定
  　1,500,000×16年＋11,000,000
  　＝35,000,000
  (ハ)　(イ)＞(ロ)　∴減損処理あり
  ③　測定
  (イ)　正味売却価額
  　24,694,400
  (ロ)　使用価値
  　1,500,000×10.8377＋11,000,000
  　×0.4581＝21,295,650
  (ハ)　(イ)＞(ロ)　∴24,694,400
  ④　37,041,600（上記②(イ)㊤）－24,694,400（上記③(ハ)）＝12,347,200

－162－

※2 $12{,}347{,}200 \times \dfrac{5{,}541{,}600}{37{,}041{,}600} = 1{,}847{,}200$ 　(上記※1④)

※3 $12{,}347{,}200 \times \dfrac{31{,}500{,}000}{37{,}041{,}600} = 10{,}500{,}000$ 　(上記※1④)

(2) セール・アンド・リースバック取引

① 期中処理の修正

(仮 受 金)	816,000	(備　　品)※1	720,000
		(長期前受収益)※2	96,000
(リース資産)※3	816,000	(リース債務)	816,000
(支 払 利 息)※4	40,800	(仮 払 金)	300,000
(リース債務) 貸借差額	259,200		

※1 期首帳簿価額

※2 $816{,}000 - 720{,}000 = 96{,}000$

※3 備品G売却価額

※4 $816{,}000 \times 5\% = 40{,}800$ 　(上記※3)

② 減価償却

(減価償却費)※1	272,000	(リース資産)	272,000
(長期前受収益)※2	32,000	(長期前受収益償却)	32,000

※1 $816{,}000 \times \dfrac{1年}{3年} = 272{,}000$ 　(上記①※3)

※2 $96{,}000 \times \dfrac{272{,}000}{816{,}000} = 32{,}000$ 　(上記①※2)

着眼点

・損益計算書においては、長期前受収益償却は減価償却費から減算される。

6．減価償却

(1) 建物

(減価償却費)	1,648,800	(建　　物)※	1,648,800

※① 建物C

　　$50{,}000{,}000 \times 0.9 \times 0.020 = 900{,}000$

② 建物D

　　$20{,}000{,}000 \times 0.9 \times 0.026 = 468{,}000$

③ 建物E

　　$12{,}000{,}000 \times 0.9 \times 0.026 = 280{,}800$

④ ①＋②＋③ ＝ 1,648,800

(2) 車両運搬具

(減価償却費)	1,500,000	(車両運搬具)※	1,500,000

※ $6{,}000{,}000 \times 0.250 = 1{,}500{,}000$

(3) 備品F

(減価償却費)	750,000	(備　　品)※	750,000

※ $3{,}000{,}000 \times 0.250 = 750{,}000$

7．有価証券

(1) I社社債

① 科目の振り替え

(投資有価証券)	1,739,000	(有 価 証 券)※	1,739,000

※ $18{,}500ドル \times 94 = 1{,}739{,}000$ 　(当期首レート)

② 償却原価法

(投資有価証券)	27,900	(有価証券利息)※	27,900

※(イ) $(20{,}000ドル - 18{,}500ドル) \times \dfrac{1年}{5年} = 300ドル$

　(ロ) $300ドル \times 93 = 27{,}900$ 　(期中平均レート)

③ 換算替え

(為替差損益)	37,300	(投資有価証券)※	37,300

※(イ) $1{,}739{,}000 + 27{,}900 = 1{,}766{,}900$ 　(上記① ＋ 上記②)

　(ロ) $(18{,}500ドル + 300ドル) \times 92$ 　(上記②※(イ)　当期末レート)

　　 $= 1{,}729{,}600$

　(ハ) (イ)−(ロ) ＝ 37,300

(2) J社株式

(有 価 証 券 評 価 損 益)	130,000	(有 価 証 券)	130,000

※ $800{,}000 - 670{,}000 = 130{,}000$ 　(取得価額　期末時価)

(3) K社株式

① 追加取得

(関係会社株式)	2,000,000	(仮 払 金)	2,000,000

② 保有目的の変更

(関係会社株式)	6,740,000	(有 価 証 券)	6,740,000

(4) L社株式

① 科目の振り替え

(投資有価証券)	9,270,000	(有 価 証 券)	9,270,000

② 期末評価

(投資有価証券)※1	80,000	(繰延税金負債)※2	28,000
		(その他有価証券評価差額金) 貸借差額	52,000

※1 $9{,}350{,}000 - 9{,}270{,}000 = 80{,}000$ 　(期末時価　取得価額)

※2 $80{,}000 \times 35\% = 28{,}000$ 　(上記※1)

(5) O社株式

① 科目の振り替え

(投資有価証券)	500,000	(有 価 証 券)	500,000

② 売買報告書

(未 収 金)	475,000	(投資有価証券)	500,000
(仮払消費税等)※	1,000		
(投資有価証券売却損益) 貸借差額	24,000		

※ $11{,}000 \times \dfrac{10}{110} = 1{,}000$

(6)　M社株式

①　科目の振り替え

（関係会社株式）3,000,000　（有 価 証 券）3,000,000　※

※　取得価額

②　期末評価

（関係会社株式 評 価 損）2,200,000　（関係会社株式）2,200,000　※

※　$\underset{\text{取得価額}}{3,000,000} - \underset{\text{期末時価}}{800,000} = 2,200,000$

(7)　甲社株式（自己株式）

（自 己 株 式）820,000　（有 価 証 券）820,000

8．借入金

(1)　3月31日の利払日の修正

（支 払 利 息）120,000　（仮 払 金）120,000

①　会社仕訳

（支 払 利 息）1,680,000　（当 座 預 金）1,680,000　※1

（仮 払 金）120,000　（当 座 預 金）120,000　※2

※1　$\underset{\text{借入金}}{60,000,000} \times \underset{\text{変動金利(借入金)}}{2.8\%} = 1,680,000$

※2　$(\underset{\text{想定元本}}{60,000,000} \times \underset{\text{固定金利(金利スワップ)}}{3.0\%})$

$- (\underset{\text{想定元本}}{60,000,000} \times \underset{\text{変動金利(金利スワップ)}}{2.8\%})$

$= 120,000$

②　正しい仕訳

（支 払 利 息）1,680,000　（当 座 預 金）1,680,000

（支 払 利 息）120,000　（当 座 預 金）120,000

(2)　金利スワップの時価評価

（金利スワップ）270,000　（繰延税金負債）94,500　※

（繰延ヘッジ 損 益）175,500　貸借差額

※　$270,000 \times 35\% = 94,500$

9．貸倒引当金

(1)　破産更生債権等への振り替え

（破 産 更 生 債 権 等）4,000,000　（受 取 手 形）1,540,000

（売 掛 金）2,460,000

(2)　一般債権

（貸倒引当金 繰 入）73,360　（貸倒引当金）73,360　※

※①　$(\underset{\text{B/S受手}}{105,850,000} + \underset{\text{B/S売掛}}{60,690,000} - \underset{\text{R社売掛金}}{13,000,000})$

$\times 0.4\% = 614,160$

②　$614,160 - \underset{\text{前T/B貸引}}{540,800} = 73,360$

(3)　貸倒懸念債権

（貸倒引当金 繰 入）6,500,000　（貸倒引当金）6,500,000　※

※　$\underset{\text{R社売掛金}}{13,000,000} \times 50\% = 6,500,000$

(4)　破産更生債権等

（貸倒引当金 繰 入）4,000,000　（貸倒引当金）4,000,000　※

※　$\underset{\text{上記(1)}}{4,000,000} \times 100\% = 4,000,000$

10．賞与引当金

（人 件 費）17,500,000　（賞与引当金）17,500,000　※1

（人 件 費）1,750,000　（未 払 費 用）1,750,000　※2

※1　$21,000,000 \times \dfrac{5 \text{ケ月}}{6 \text{ケ月}} = 17,500,000$

※2　$\underset{\text{上記※1}}{17,500,000} \times 10\% = 1,750,000$

11．退職給付引当金

(1)　期首分析

年金資産	
36,114,000	退職給付債務
前T/B 退職給付引当金 (34,611,000)	
数理計算上の差異 （前期発生分） 9,000,000 ※	79,725,000

※　$\underset{\text{前期発生数理差異}}{10,000,000} \times \dfrac{9 \text{年}}{10 \text{年}} = 9,000,000$

(2)　期首設定（未処理）

（人 件 費）4,511,080　（退 職 給 付 引 当 金）4,511,080　※

※　$\underset{\text{勤務費用}}{3,000,000} + \underset{\text{利息費用(注1)}}{1,594,500} - \underset{\text{期待運用収益(注2)}}{1,083,420}$

$+ \underset{\text{前期数理差異}}{9,000,000} \times \dfrac{1 \text{年}}{10 \text{年} - 1 \text{年}} = 4,511,080$

（注1）　$\underset{\text{期首退職給付債務}}{79,725,000} \times 2\% = 1,594,500$

（注2）　$\underset{\text{期首年金資産}}{36,114,000} \times 3\% = 1,083,420$

(3)　退職一時金及び掛金拠出の修正

（退 職 給 付 引 当 金）4,000,000　（仮 払 金）4,000,000

（退 職 給 付 引 当 金）4,200,000　（人 件 費）4,200,000

(4)　当期発生数理計算上の差異の算定

年金資産 （実際額）	
42,736,080	退職給付債務 （実際額）
退職給付引当金 30,922,080 ※1	
数理計算上の差異 （前期発生分） 8,000,000 ※2	88,588,160
数理計算上の差異 （当期発生分） (6,930,000)	

- 164 -

※1　$\overset{\text{前T/B退引}}{34,611,000} + \overset{\text{上記(2)}}{4,511,080} - \overset{\text{上記(3)}}{4,000,000}$
　　　　　$\overset{\text{上記(3)}}{-4,200,000} = 30,922,080$

※2　$9,000,000 - 1,000,000 = 8,000,000$

(5)　当期発生数理計算上の差異の償却

　　　（人件費）693,000　（退職給付引当金）693,000

　　※　$6,930,000 \times \dfrac{1年}{10年} = 693,000$

(6)　数理計算上の差異償却後

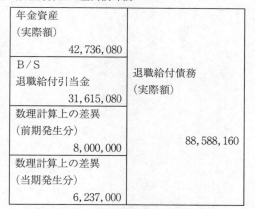

年金資産 （実際額） 42,736,080	
B/S 退職給付引当金 31,615,080	退職給付債務 （実際額） 88,588,160
数理計算上の差異 （前期発生分） 8,000,000	
数理計算上の差異 （当期発生分） 6,237,000	

12.　法人税等

　　（法人税等）10,341,900　（仮払法人税等）3,500,000
　　　　　　　　　　　　　　　$\overset{\text{貸借差額}}{（未払法人税等）6,841,900}$

13.　消費税等

　　（仮受消費税等）$\overset{※1}{128,747,800}$　（仮払消費税等）$\overset{※2}{92,162,800}$
　　　　　　　　　　　　　　　$\overset{\text{貸借差額}}{（未払消費税等）36,585,000}$

　　※1　$\overset{\text{前T/B仮受消}}{128,819,800} - \overset{\text{上記3.(2)}}{72,000} = 128,747,800$

　　※2　$\overset{\text{前T/B仮払消}}{92,161,800} + \overset{\text{上記7.(5)}}{1,000} = 92,162,800$

14.　税効果会計（その他有価証券及び金利スワップを除く）

　　（繰延税金資産）5,526,298　（法人税等調整額）$5,526,298^{※}$

　　※

前期末	当期末	
	$\overset{\text{減損損失}}{12,347,200}$	
	$\overset{\text{懸念貸引(注1)}}{6,448,000}$	
	$\overset{\text{破産貸引(注2)}}{2,000,000}$	
	$\overset{\text{賞引}}{17,500,000}$	
	$\overset{\text{未払法福}}{1,750,000}$	
	$\overset{\text{退引}}{31,615,080}$	
19,554,800	71,660,280	× 35% = 25,081,098
	+5,526,298	

（注1）①　会計上の貸倒引当金
　　　　　　6,500,000

　　　　②　税務上の引当金設定限度額
　　　　　　$\overset{\text{懸念債権}}{13,000,000} \times 0.4\% = 52,000$

　　　　③　①−②＝6,448,000

（注2）①　会計上の貸倒引当金
　　　　　　4,000,000

　　　　②　税務上の引当金設定限度額
　　　　　　$\overset{\text{破産更生債権等}}{4,000,000} \times 50\% = 2,000,000$

　　　　③　①−②＝2,000,000

15.　決算整理前残高試算表の各金額

(1)　建設仮勘定　2,200,000
　　上記1.(1)参照

(2)　退職給付引当金　34,611,000
　　上記11.(1)参照

(3)　資本金　80,000,000
　　上記(1)及び(2)算定後の貸借差額

解 答 用 紙

※Ａ４サイズにコピーしてお使いください

評　点	所要時間	フリガナ	
／25点	／30分	氏　名	

決算整理前残高試算表
X2年3月31日　　　　　　　　　　　　　　（単位：円）

借　　　方		貸　　　方	
勘　定　科　目	金　　額	勘　定　科　目	金　　額
現　　　　　　金		支　払　手　形	
当　座　預　金		買　　掛　　金	
受　取　手　形		借　　入　　金	3,000,000
売　　掛　　金		未　　払　　金	
有　価　証　券		建物減価償却累計額	6,480,000
繰　越　商　品		備品減価償却累計額	
未　　収　　金		資　　本　　金	8,600,000
現　金　過　不　足		資　本　準　備　金	1,500,000
建　　　　　　物	12,000,000	利　益　準　備　金	600,000
備　　　　　　品		繰　越　利　益　剰　余　金	2,602,000
仕　　　　　　入		売　　　　　　上	
営　　業　　費		有　価　証　券　売　却　損　益	
減　価　償　却　費			
支　　払　　利　　息			
備　品　売　却　損			
合　　　　　　計		合　　　　　　計	

評　点	所要時間
／50点	／60分

フリガナ	
氏　名	

設問1.

（単位：千円）

		借　　方	金　額	貸　　方	金　額
2.	(1)				
	(2)				
	(3)				
	(4)				
	(5)				
	(6)				
5.	買換えに関する修正（下取備品の減価償却費の計上を含む）				

設問2.

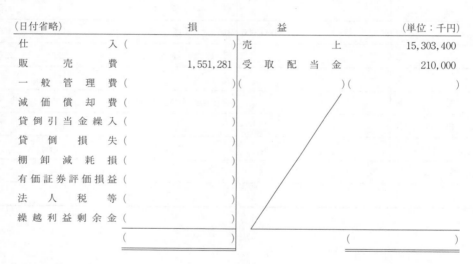

（日付省略）　　　　　　　　損　　　　　益　　　　　（単位：千円）

仕　　　　　入（　　　　）	売　　　　　上	15,303,400
販　売　費　1,551,281	受　取　配　当　金	210,000
一　般　管　理　費（　　　　）	（　　　　）（　　　　）	
減　価　償　却　費（　　　　）		
貸倒引当金繰入（　　　　）		
貸　倒　損　失（　　　　）		
棚　卸　減　耗　損（　　　　）		
有価証券評価損益（　　　　）		
法　人　税　等（　　　　）		
繰越利益剰余金（　　　　）		
（　　　　）	（　　　　）	

（日付省略）　　　　　　　　残　　　　　高　　　　　（単位：千円）

現　金　預　金（　　　　）	支　払　手　形	595,000
受　取　手　形（　　　　）	買　　掛　　金（　　　　）	
売　　掛　　金（　　　　）	未　　払　　金（　　　　）	
有　価　証　券（　　　　）	貸　倒　引　当　金（　　　　）	
繰　越　商　品（　　　　）	未払法人税等（　　　　）	
建　　　　　物（　　　　）	減価償却累計額（　　　　）	
備　　　　　品　1,100,000	資　　本　　金（　　　　）	
車　　　　　両　1,500,000	資　本　準　備　金　700,000	
土　　　　　地　4,000,000	利　益　準　備　金　1,231,000	
関　係　会　社　株　式（　　　　）	繰越利益剰余金（　　　　）	
（　　　　）	（　　　　）	

評　点	所要時間	フリガナ	
／25点	／30分	氏　名	

精　算　表
X3年 3 月31日
（単位：円）

勘 定 科 目	（Ⅰ）残 高 試 算 表		（Ⅱ）決 算 整 理		（Ⅲ）損 益 計 算 書		（Ⅳ）貸 借 対 照 表	
	借　方	貸　方	借　方	貸　方	借　方	貸　方	借　方	貸　方
現　　　　　金	291,000							
当 座 預 金	539,275							
受 取 手 形	470,000							
売 掛 金	675,000							
繰 越 商 品	150,000							
建　　　　　物	1,050,000							
備　　　　　品	650,000							
投 資 有 価 証 券	274,522							
支 払 手 形		320,000						
買 掛 金		280,000						
貸 倒 引 当 金		20,000						
減 価 償 却 累 計 額		784,167						
資 本 金		1,500,000						
資 本 準 備 金		200,000						
利 益 準 備 金		182,500						
繰 越 利 益 剰 余 金		44,333						
売　　　　　上		3,895,000						
有 価 証 券 利 息		11,297						
仕　　　　　入	3,000,000							
販 売 費	137,500							
棚 卸 減 耗 損								
雑 損 失								
未 払 金								
減 価 償 却 費								
備 品 売 却 益								
貸 倒 引 当 金 繰 入								
未 払 販 売 費								
前 払 販 売 費								
当 期 純 利 益								
計	7,237,297	7,237,297						

評　点	所要時間	フリガナ	
／25点	／30分	氏　名	

①	②	③	④
⑤	⑥	⑦	⑧
⑨	⑩	⑪	⑫
⑬	⑭	⑮	⑯
⑰	⑱		

評　点	所要時間	フリガナ	
／25点	／30分	氏　名	

①	②	③	④
⑤	⑥	⑦	⑧
⑨	⑩	⑪	⑫
⑬	⑭	⑮	⑯
⑰	⑱	⑲	⑳

評　点	所要時間	フリガナ	
／50点	／60分	氏　名	

決算整理後残高試算表（X2年3月31日現在）

（単位：円）

勘　定　科　目	金　額	勘　定　科　目	金　額
現　　　　　金		支　払　手　形	511,100
当　座　預　金		買　　掛　　金	
受　取　手　形		未　払　販　売　費	
売　　掛　　金		未　払　法　人　税　等	
繰　越　商　品		未　払　消　費　税　等	
建　　　　　物	2,500,000	貸　倒　引　当　金	
車　　　　　両		賞　与　引　当　金	
備　　　　　品	400,000	退　職　給　付　引　当　金	
土　　　　　地	1,374,500	リ　ー　ス　債　務	
リ　ー　ス　資　産		繰　延　税　金　負　債	
投　資　有　価　証　券		建物減価償却累計額	
破　産　更　生　債　権　等		車両減価償却累計額	
繰　延　税　金　資　産		備品減価償却累計額	
仕　　　　　入		リース資産減価償却累計額	
販　　売　　費		資　　本　　金	4,000,000
一　般　管　理　費		資　本　準　備　金	700,000
棚　卸　減　耗　損		利　益　準　備　金	430,000
減　価　償　却　費		繰　越　利　益　剰　余　金	
貸　倒　引　当　金　繰　入		その他有価証券評価差額金	
退　職　給　付　費　用		売　　上　　高	7,500,000
賞　与　引　当　金　繰　入		有　価　証　券　利　息	
貸　倒　損　失		法　人　税　等　調　整　額	
支　払　利　息			
車　両　売　却　損			
法　人　税　等			
合　　　　計		合　　　　計	

評　　点	所要時間
／50点	／60分

決算整理後残高試算表
X2年 3 月31日　　　　　　　　（単位：千円）

現 金 預 金	（　　　　　）	支 払 手 形	211,000
受 取 手 形	（　　　　　）	買 掛 金	316,000
売 掛 金	（　　　　　）	未 払 費 用	（　　　　　）
有 価 証 券	（　　　　　）	未 払 法 人 税 等	（　　　　　）
繰 越 商 品	（　　　　　）	貸 倒 引 当 金	（　　　　　）
前 払 費 用	（　　　　　）	保 証 債 務	（　　　　　）
建 物	800,000	賞 与 引 当 金	（　　　　　）
備 品	（　　　　　）	退 職 給 付 引 当 金	（　　　　　）
車 両	（　　　　　）	繰 延 税 金 負 債	（　　　　　）
土 地	459,750	試 用 仮 売 上	（　　　　　）
投 資 有 価 証 券	（　　　　　）	建物減価償却累計額	（　　　　　）
関 係 会 社 株 式	（　　　　　）	備品減価償却累計額	（　　　　　）
繰 延 税 金 資 産	（　　　　　）	車両減価償却累計額	（　　　　　）
試 用 未 収 金	（　　　　　）	資 本 金	（　　　　　）
仕 入	（　　　　　）	資 本 準 備 金	145,250
営 業 費	（　　　　　）	利 益 準 備 金	117,000
人 件 費	（　　　　　）	繰 越 利 益 剰 余 金	（　　　　　）
棚 卸 減 耗 損	（　　　　　）	その他有価証券評価差額金	（　　　　　）
貸 倒 引 当 金 繰 入	（　　　　　）	一 般 売 上	（　　　　　）
減 価 償 却 費	（　　　　　）	試 用 品 売 上	（　　　　　）
支 払 利 息	11,040	有 価 証 券 評 価 損 益	（　　　　　）
手 形 売 却 損	（　　　　　）	為 替 差 損 益	（　　　　　）
保 証 債 務 費 用	（　　　　　）	法 人 税 等 調 整 額	（　　　　　）
関 係 会 社 株 式 評 価 損	（　　　　　）		
減 損 損 失	（　　　　　）		
法 人 税 等	（　　　　　）		
	（　　　　　）		（　　　　　）

評　点	所要時間
／25点	／30分

フリガナ	
氏　名	

決算整理後残高試算表（X2年3月31日現在）

（単位：円）

勘　定　科　目	金　額	勘　定　科　目	金　額
現　　　　　金		買　　掛　　金	79,918
当　座　預　金		未　　払　　金	
売　　掛　　金	184,600	未　払　営　業　費	
繰　越　商　品		未　払　法　人　税　等	13,520
貯　　蔵　　品		貸　倒　引　当　金	
前　払　保　険　料		社　　　　　債	
為　替　予　約		退　職　給　付　引　当　金	
建　　　　　物	640,000	繰　延　税　金　負　債	
備　　　　　品		減　価　償　却　累　計　額	
車　　　　　両	160,000	資　　本　　金	
土　　　　　地	850,000	資　本　準　備　金	
関　係　会　社　株　式	54,000	利　益　準　備　金	7,000
繰　延　税　金　資　産		繰　越　利　益　剰　余　金	373,552
仕　　　　　入		繰　延　ヘ　ッ　ジ　損　益	
商　品　評　価　損		売　　　　　上	512,760
営　　業　　費		為　替　差　損　益	
支　払　保　険　料		雑　　収　　入	
貸　倒　引　当　金　繰　入		法　人　税　等　調　整　額	
棚　卸　減　耗　損			
退　職　給　付　費　用			
減　価　償　却　費			
備　品　除　却　損			
法　　人　　税　　等	13,520		
合　　　　計		合　　　　計	

評　　点	所要時間
／25点	／30分

フリガナ	
氏　名	

損　益　計　算　書

町田商事㈱　　　　　　　　自X4年4月1日至X5年3月31日　　　　　（単位：千円）

期 首 商 品 棚 卸 高	（　　　　　　）	売　　　上　　　高	5,107,300
当 期 商 品 仕 入 高	（　　　　　　）	期 末 商 品 棚 卸 高	（　　　　　　）
商 品 評 価 損	（　　　　　　）	有 価 証 券 利 息	（　　　　　　）
販　　　売　　　費	124,857	雑　　収　　入	41,000
一 般 管 理 費	（　　　　　　）		
減 価 償 却 費	（　　　　　　）		
利 息 費 用	（　　　　　　）		
貸 倒 引 当 金 繰 入	（　　　　　　）		
棚 卸 減 耗 損	（　　　　　　）		
支 払 利 息	（　　　　　　）		
（　　　　　　）	（　　　　　　）		
（　　　　　　）	（　　　　　　）		
法 人 税 等	（　　　　　　）		
当 期 純 利 益	（　　　　　　）		
	（　　　　　　）		（　　　　　　）

貸　借　対　照　表

町田商事㈱　　　　　　　　　X5年3月31日現在　　　　　　　（単位：千円）

現　金　預　金	（　　　　　　）	支　払　手　形	422,800
受　取　手　形	300,600	買　　掛　　金	415,000
売　　掛　　金	1,403,800	借　　入　　金	（　　　　　　）
商　　　　　品	（　　　　　　）	未　払　費　用	1,350
建　　　　　物	2,500,000	未 払 法 人 税 等	（　　　　　　）
建 物 附 属 設 備	（　　　　　　）	貸 倒 引 当 金	（　　　　　　）
備　　　　　品	（　　　　　　）	資 産 除 去 債 務	（　　　　　　）
土　　　　　地	3,000,000	繰 延 税 金 負 債	（　　　　　　）
投 資 有 価 証 券	（　　　　　　）	減 価 償 却 累 計 額	（　　　　　　）
		資　　本　　金	（　　　　　　）
		資　本　準　備　金	504,900
		利　益　準　備　金	（　　　　　　）
		繰 越 利 益 剰 余 金	（　　　　　　）
		その他有価証券評価差額金	（　　　　　　）
	（　　　　　　）		（　　　　　　）

評　点	所要時間	フリガナ	
		氏　名	
／50点	／60分		

設問１.

	借　　方	金　　額	貸　　方	金　　額
1.				
2.				

設問２.

損　　　　益

3/31 仕　　　　　入 （　　　　）	3/31 一　般　売　上	4,250,000
〃 販 売 管 理 費 （　　　　）	〃 試 用 品 売 上 （　　　　）
〃 棚 卸 減 耗 損 （　　　　）	〃 有 価 証 券 利 息 （　　　　）
〃 （　　　　　）（　　　　）	〃 保 険 差 益 （　　　　）
〃 貸倒引当金繰入 （　　　　）	
〃 減 価 償 却 費 （　　　　）	
〃 （　　　　　）（　　　　）	
〃 （　　　　　）（　　　　）	
〃 法 人 税 等 176,500	
〃 （　　　　　）（　　　　）	
（　　　　）	（　　　　）

残　　　　高

3/31 現　　　　　金 （　　　　）	3/31 支 払 手 形	415,000
〃 当 座 預 金 （　　　　）	〃 買 掛 金	428,000
〃 受 取 手 形 （　　　　）	〃 未 払 金 （　　　　）
〃 売 掛 金 （　　　　）	〃 貸 倒 引 当 金 （　　　　）
〃 繰 越 商 品 （　　　　）	〃 未払販売管理費	13,604
〃 試 用 品 （　　　　）	〃 未 払 法 人 税 等	176,500
〃 前払販売管理費 30,465	〃 リ ー ス 債 務	63,674
〃 建　　　　物 （　　　　）	〃 減 価 償 却 累 計 額 （　　　　）
〃 備　　　　品 450,000	〃 資 本 金	3,850,000
〃 リ ー ス 資 産 100,000	〃 資 本 準 備 金	630,000
〃 土　　　　地 95,750	〃 （　　　　　）（　　　　）
〃 投 資 有 価 証 券 （　　　　）	〃 利 益 準 備 金 （　　　　）
	〃 別 途 積 立 金 （　　　　）
	〃 繰 越 利 益 剰 余 金 （　　　　）
	〃 新 株 予 約 権 （　　　　）
（　　　　）	（　　　　）

評　　点	所要時間	フリガナ	
／25点	／30分	氏　名	

設問1.

	借　　　　方	金　　額	貸　　　　方	金　　額
(1)				
(2)				
(3)				
(4)				

設問2.

合　併　損　益　計　算　書

株式会社ベストスリー　　　　自X3年4月1日　至X4年3月31日　　　　（単位：円）

期 首 商 品 棚 卸 高（　　　　　）	売　　　上　　　高（　　　　　）
当 期 商 品 仕 入 高（　　　　　）	期 末 商 品 棚 卸 高（　　　　　）
販　　　売　　　費（　　　　　）	雑　　　収　　　入　　　　3,680
一 般 管 理 費（　　　　　）	
給　　　　　　　料（　　　　　）	
減 価 償 却 費（　　　　　）	
棚 卸 減 耗 損（　　　　　）	
貸 倒 引 当 金 繰 入（　　　　　）	
商 標 権 償 却（　　　　　）	
社 債 利 息（　　　　　）	
社 債 償 還 損（　　　　　）	
法　　人　　税　　等　　　30,000	
当 期 純 利 益（　　　　　）	
（　　　　　）	（　　　　　）

合　併　貸　借　対　照　表

株式会社ベストスリー　　　　X4年3月31日現在　　　　（単位：円）

現　金　預　金（　　　　　）	支　払　手　形（　　　　　）
受　取　手　形（　　　　　）	買　　掛　　金（　　　　　）
売　　掛　　金（　　　　　）	未　払　費　用（　　　　　）
商　　　　　品（　　　　　）	未 払 法 人 税 等　　　30,000
前　払　費　用（　　　　　）	源 泉 税 預 り 金（　　　　　）
建　　　　　物（　　　　　）	貸 倒 引 当 金（　　　　　）
備　　　　　品（　　　　　）	社　　　　　債（　　　　　）
車　　　　　両（　　　　　）	減 価 償 却 累 計 額（　　　　　）
土　　　　　地　　　800,000	資　　本　　金　　1,000,000
商　　標　　権（　　　　　）	利 益 準 備 金　　　160,000
	別 途 積 立 金　　　551,500
	繰 越 利 益 剰 余 金（　　　　　）
（　　　　　）	（　　　　　）

評　点	所要時間	フリガナ	
／25点	／30分	氏　名	

問1

設問1.

A		B		C		D	
E		F		G			

設問2.

新株予約権の権利行使に係る仕訳

（単位：千円）

借　　　　　方	金　　額	貸　　　　　方	金　　額

問2

連 結 貸 借 対 照 表

X6年3月31日現在　　　　　　　　　　（単位：千円）

科　　　目	金　　額	科　　　目	金　　額
現　金　預　金	（　　　　）	買　　掛　　金	（　　　　）
売　　掛　　金	（　　　　）	貸　倒　引　当　金	（　　　　）
商　　　　品	（　　　　）	繰　延　税　金　負　債	（　　　　）
建　　　　物	（　　　　）	減　価　償　却　累　計　額	（　　　　）
土　　　　地	（　　　　）	資　　本　　金	（　　　　）
の　れ　ん	（　　　　）	資　本　剰　余　金	（　　　　）
		利　益　剰　余　金	（　　　　）
		非　支　配　株　主　持　分	（　　　　）
合　　　　計	（　　　　）	合　　　　計	（　　　　）

連 結 損 益 計 算 書

自X5年4月1日　至X6年3月31日　　　　　（単位：千円）

科　　　目	金　　額	科　　　目	金　　額
売　上　原　価	（　　　　）	売　　上　　高	（　　　　）
販　売　管　理　費	（　　　　）		
貸　倒　引　当　金　繰　入	（　　　　）		
減　価　償　却　費	（　　　　）		
の　れ　ん　償　却	（　　　　）		
そ　の　他　の　費　用	（　　　　）		
非支配株主に帰属する当期純利益	（　　　　）		
親会社株主に帰属する当期純利益	（　　　　）		
合　　　　計	（　　　　）	合　　　　計	（　　　　）

連結株主資本等変動計算書（利益剰余金）

自X5年4月1日　至X6年3月31日　　　　　（単位：千円）

科　　　目	金　　額	科　　　目	金　　額
剰　余　金　の　配　当　等	（　　　　）	当　期　首　残　高	（　　　　）
当　期　末　残　高	（　　　　）	親会社株主に帰属する当期純利益	（　　　　）
合　　　　計	（　　　　）	合　　　　計	（　　　　）

評　点	所要時間	フリガナ	
／50点	／60分	氏　名	

製　造　原　価　報　告　書

㈱川口工業　　　　　　自X1年4月1日　至X2年3月31日　　　　　　（単位：円）

Ⅰ　材　料　費
　　　期首材料棚卸高　　　（　　　　　　）
　　　当期材料仕入高　　　（　　　　　　）
　　　　合　　　計　　　　（　　　　　　）
　　　期末材料棚卸高　　　（　　　　　　）
　　　　当 期 材 料 費　　　　　　　　　　　（　　　　　　　　）
Ⅱ　労　務　費
　　　賃 金 給 料　　　　（　　　　　　）
　　　賞 与 手 当　　　　（　　　　　　）
　　　賞与引当金繰入　　　（　　　　　　）
　　　退 職 給 付 費 用　　（　　　　　　）
　　　法 定 福 利 費　　　（　　　　　　）
　　　　当 期 労 務 費　　　　　　　　　　　（　　　　　　　　）
Ⅲ　経　　　　費
　　　建物減価償却費　　　（　　　　　　）
　　　機械減価償却費　　　（　　　　　　）
　　　備品減価償却費　　　（　　　　　　）
　　　保　険　料　　　　　（　　　　　　）
　　　修　繕　費　　　　　（　　　　　　）
　　　租　税　公　課　　　（　　　　　　）
　　　材料棚卸減耗損　　　（　　　　　　）
　　　その他の製造経費　　（　　　　　　）
　　　　当 期 経 費　　　　　　　　　　　　（　　　　　　　　）
　　　　　当 期 総 製 造 費 用　　　　　　　（　　　　　　　　）
　　　　　期首仕掛品棚卸高　　　　　　　　（　　　　　　　　）
　　　　　　合　　　計　　　　　　　　　　（　　　　　　　　）
　　　　　期末仕掛品棚卸高　　　　　　　　（　　　　　　　　）
　　　　　当期製品製造原価　　　　　　　　（　　　　　　　　）

㈱川口工業　　　　　　　自X1年4月1日　至X2年3月31日　　　　　　　　　（単位：円）

I　売　上　高
　1．商品売上高　　　　　　（　　　　　　　）
　2．製品売上高　　　　　　（　　　　　　　）　　　　（　　　　　　　）
II　売　上　原　価
　1．商品売上原価
　　　期首商品棚卸高　　　　（　　　　　　　）
　　　当期商品仕入高　　　　（　　　　　　　）
　　　　　合　　　計　　　　（　　　　　　　）
　　　期末商品棚卸高　　　　（　　　　　　　）　　　　（　　　　　　　）
　2．製品売上原価
　　　期首製品棚卸高　　　　（　　　　　　　）
　　　当期製品製造原価　　　（　　　　　　　）
　　　　　合　　　計　　　　（　　　　　　　）
　　　期末製品棚卸高　　　　（　　　　　　　）　　　　（　　　　　　　）
　　　　　売　上　総　利　益　　　　　　　　　　（　　　　　　　）
III　販売費及び一般管理費
　　　賃　金　給　料　　　　（　　　　　　　）
　　　賞　与　手　当　　　　（　　　　　　　）
　　　賞与引当金繰入　　　　（　　　　　　　）
　　　退職給付費用　　　　　（　　　　　　　）
　　　法　定　福　利　費　　（　　　　　　　）
　　　建物減価償却費　　　　（　　　　　　　）
　　　備品減価償却費　　　　（　　　　　　　）
　　　ソフトウェア償却　　　（　　　　　　　）
　　　保　　険　　料　　　　（　　　　　　　）
　　　修　　繕　　費　　　　（　　　　　　　）
　　　研　究　開　発　費　　（　　　　　　　）
　　　租　税　公　課　　　　（　　　　　　　）
　　　商品棚卸減耗損　　　　（　　　　　　　）
　　　貸倒引当金繰入　　　　（　　　　　　　）
　　　貸　倒　損　失　　　　（　　　　　　　）
　　　その他の営業費　　　　　　230,000　　　　（　　　　　　　）
　　　　　営　業　利　益　　　　　　　　　　　（　　　　　　　）
IV　営　業　外　収　益
　　　受　取　利　息　　　　　　4,800
　　　雑　　収　　入　　　　　13,000　　　　　　　17,800
V　営　業　外　費　用
　　　支　払　利　息　　　　（　　　　　　　）　　　　（　　　　　　　）
　　　　　経　常　利　益　　　　　　　　　　　（　　　　　　　）
VI　特　別　利　益
　　　保　険　差　益　　　　（　　　　　　　）　　　　（　　　　　　　）
VII　特　別　損　失
　　　火　災　損　失　　　　（　　　　　　　）
　　　建　物　圧　縮　損　　（　　　　　　　）　　　　（　　　　　　　）
　　　　税引前当期純利益　　　　　　　　　　　（　　　　　　　）
　　　法　人　税　等　　　　（　　　　　　　）
　　　法人税等調整額　　　　（　　　　　　　）　　　　（　　　　　　　）
　　　　当　期　純　利　益　　　　　　　　　　（　　　　　　　）

評　点	所要時間	フリガナ	
／25点	／30分	氏　名	

問1

（単位：円）

①		②		③	
④		⑤		⑥	
⑦		⑧		⑨	
⑩					

問2

直接法によるキャッシュ・フロー計算書

キャッシュ・フロー計算書
自X4年4月1日　至X5年3月31日　　　　　（単位：円）

Ⅰ　営業活動によるキャッシュ・フロー		
営　業　収　入	（	）
商品の仕入れによる支出	（	）
人　件　費　の　支　出	（	）
そ の 他 の 営 業 支 出	（	）
小　　　　計	（	）
利息及び配当金の受取額	（	）
法 人 税 等 の 支 払 額	（	）
営業活動によるキャッシュ・フロー	（	）
Ⅱ　投資活動によるキャッシュ・フロー		
関係会社株式の売却による収入	（	）
投資活動によるキャッシュ・フロー	（	）
Ⅲ　財務活動によるキャッシュ・フロー		
配　当　金　の　支　払　額		△35,000
財務活動によるキャッシュ・フロー		△35,000
Ⅳ　現金及び現金同等物の増加額	（	）
Ⅴ　現金及び現金同等物の期首残高		51,965
Ⅵ　現金及び現金同等物の期末残高	（	）

評　点	所要時間	フリガナ	
／50点	／60分	氏　名	

1		23	
2		24	
3		25	
4		26	
5		27	
6		28	
7		29	
8		30	
9		31	
10		32	
11		33	
12		34	
13		35	
14			
15			
16			
17			
18			
19			
20			
21			
22			

評　　点	所要時間
／50点	／60分

フリガナ

氏　名

1		21	
2		22	
3		23	
4		24	
5		25	
6		26	
7		27	
8		28	
9		29	
10		30	
11		31	
12		32	
13			
14			
15			
16			
17			
18			
19			
20			

評　点	所要時間
／50点	／60分

フリガナ	
氏　名	

1		21	
2		22	
3		23	
4		24	
5		25	
6		26	
7		27	
8		28	
9		29	
10		30	
11		31	
12			
13			
14			
15			
16			
17			
18			
19			
20			

評　点	所要時間		フリガナ	
／50点	／60分		氏　名	

（単位：円）

No.	表　示　科　目	金　　額	No.	表　示　科　目	金　　額
1	現　金　預　金		23	退 職 給 付 引 当 金	
2	受　取　手　形		24	資　　本　　金	
3	売　　掛　　金		25	自　己　株　式	
4	有　価　証　券		26	その他有価証券評価差額金	
5	商　　　　品		27	繰 延 ヘ ッ ジ 損 益	
6	未　　収　　金		28	売　上　原　価	
7	建　　　　物		29	棚 卸 減 耗 損	
8	車 両 運 搬 具		30	収 益 性 低 下 評 価 損	
9	備　　　　品		31	人　　件　　費	
10	リ ー ス 資 産		32	減 価 償 却 費	
11	土　　　　地		33	租　税　公　課	
12	投 資 有 価 証 券		34	貸 倒 引 当 金 繰 入 額	
13	関 係 会 社 株 式		35	支　払　利　息	
14	破 産 更 生 債 権 等		36	有 価 証 券 評 価 損	
15	繰 延 税 金 資 産		37	為　替　差　損	
16	買　　掛　　金		38	投 資 有 価 証 券 売 却 損	
17	未　　払　　金		39	関 係 会 社 株 式 評 価 損	
18	未　払　費　用		40	減　損　損　失	
19	未 払 消 費 税 等		41	Ｂ 商 品 売 上 高	
20	未 払 法 人 税 等		42	有 価 証 券 利 息	
21	賞 与 引 当 金		43	雑　　収　　入	
22	長 期 前 受 収 益				

大原は1年でも早い 官報合格を応援します!!

時間がない社会人のための講義スタイル!!
1講義60分!時間の達人シリーズ

大原は講義スタイルが選べる!!

プロジェクターを駆使した人気の教室講義に加え、スタジオで専用収録した「時間の達人シリーズ」。時間の達人シリーズは講義時間60分で内容そのまま!時間を有効活用したい方にオススメです!!

時間の達人シリーズ
講義時間60分

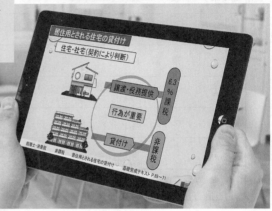

教室講義スタイル
講義時間150分〜180分

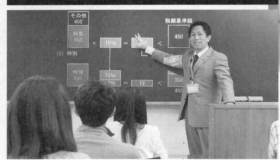

組み合わせ自由自在!
複数科目が受講しやすく!!

急な仕事や用事で講義を休んでも安心の無料フォローがあります!!
Web講義が標準装備!

いつでもWebで補講を受講!

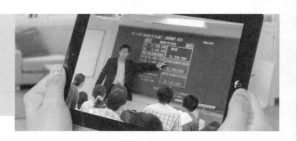

仕事などのやむを得ない事情で講義を欠席してもWeb講義でペースを乱すことなく、学習を継続することができます。